Mario Maufus

Symptômes comportementaux et psychologiques des démences

Mario Maufus

Symptômes comportementaux et psychologiques des démences

Comment prendre en charge les manifestations comportementales des démences

Presses Académiques Francophones

Impressum / Mentions légales

Bibliografische Information der Deutschen Nationalbibliothek: Die Deutsche Nationalbibliothek verzeichnet diese Publikation in der Deutschen Nationalbibliografie; detaillierte bibliografische Daten sind im Internet über http://dnb.d-nb.de abrufbar.

Information bibliographique publiée par la Deutsche Nationalbibliothek: La Deutsche Nationalbibliothek inscrit cette publication à la Deutsche Nationalbibliografie; des données bibliographiques détaillées sont disponibles sur internet à l'adresse http://dnb.d-nb.de.

Coverbild / Photo de couverture: www.ingimage.com

Verlag / Editeur:
Presses Académiques Francophones
ist ein Imprint der / est une marque déposée de
AV Akademikerverlag GmbH & Co. KG
Heinrich-Böcking-Str. 6-8, 66121 Saarbrücken, Deutschland / Allemagne
Email: info@presses-academiques.com

Herstellung: siehe letzte Seite /
Impression: voir la dernière page
ISBN: 978-3-8381-7767-0

TABLE DES MATIERES

INTRODUCTION

Dans le passé et dans la plupart des cultures, la démence était perçue comme une évolution normale liée à l'âge. Les patients n'étaient adressés au système de soin que lorsque leur comportement devenait gênant. Initialement, les troubles du comportement définissaient donc la démence. Plus tard, avec le développement de la médecine, la démence a été définie par la présence de troubles cognitifs. Enfin, après avoir été longtemps sous-estimée par l'ensemble des spécialistes (concentrés sur l'étude des fonctions cognitives), la sémiologie psychocomportementale des démences suscite aujourd'hui de nouveau un vif d'intérêt.

Différentes appellations ont été utilisées au fil du temps pour tenter de définir ces symptômes psychocomportementaux. Mais depuis une conférence de consensus organisée par l'International Psychogeriatric Association (IPA), il est recommandé d'utiliser le terme de « signes et symptômes comportementaux et psychologiques de la démence » (SCPD) (« *behavioral and psychological signs and symptoms of dementia* », BPSD).

Après des années de méconnaissance relative, il existe actuellement un consensus sur l'importance des symptômes psychologiques et comportementaux qui émaillent le cours évolutif des démences. Ces symptômes non cognitifs sont universels dans les démences, mais ils peuvent parfois aider à la détermination clinique des différents types. Ils sont aussi un accompagnant quasi-constant du déclin cognitif et fonctionnel de la démence. Enfin, s'il existe un intérêt grandissant pour les SCPD, c'est aussi qu'ils sont responsables pour une large part de la souffrance du patient et de ses aidants, et qu'ils déterminent également le mode de vie et la prise en charge de la démence.

Une meilleure détection et une meilleure compréhension de ces symptômes sont essentielles à une prise en charge optimale de la démence.

L'importance aujourd'hui accordée à ces manifestations contraste hélas avec les limites de nos connaissances sur les indications et le maniement des différents moyens thérapeutiques qui sont à notre disposition. Jusqu'à ces dernières années, l'efficacité reconnue des différentes classes de psychotropes dans les principales affections psychiatriques (schizophrénie, maladies dépressives, troubles anxieux...) a été extrapolée aux patients déments. Cette analogie est approximative : les psychotropes ne possèdent pas leur action habituelle chez des sujets âgés et porteurs de lésions cérébrales dont les récepteurs ne sont pas « simplement » dysfonctionnels, mais au moins partiellement détruits. Puisque les modifications neurobiologiques au cours des démences diffèrent de celles des pathologies psychiatriques, les signes comportementaux et psychiques justifient la nécessité de règles thérapeutiques spécifiques et d'évaluations distinctes.

LES DEMENCES

I. NOSOGRAPHIE DES DEMENCES

D'une manière générale, la démence est un syndrome de détérioration intellectuelle acquis et persistant avec des troubles dans de multiples domaines neuropsychologiques, cognitifs, comportementaux et psychiques [1]. Les démences sont divisées en démences de causes dites « curables » (secondaires), et en démences neurodégénératives (primaires). Ce sont ces dernières qui nous intéresseront le plus.

Démences secondaires :

Les causes de démences dites « curables » (Cf. Annexe 1.) représentent 5 à 10 % de tous les cas de syndrome démentiel [1] et peuvent par exemple être toxiques, iatrogéniques, métaboliques, psychiatriques, nutritionnelles, tumorales, traumatiques, inflammatoires ou infectieuses.

Démences primaires :

Les étiologies des démences neurodégénératives sont détaillées en Annexe 2. Actuellement les données issues de la recherche permettent d'aborder la nosographie des démences sous un autre angle : celui des protéinopathies selon la nature moléculaire des lésions. On distingue ainsi les synucléinopathies (démence à corps de Lewy, maladie de Parkinson, atrophie multisystémique…), les tauopathies (maladie de Pick, démence fronto-temporale avec syndrome parkinsonien liée au chromosome 17, paralysie supranucléaire progressive, dégénérescence corticobasale…), et les β-amyloïdopathies (maladie d'Alzheimer) pour citer les plus fréquentes.

II. CARACTERISTIQUES CLINIQUES ET PARACLINIQUES

1. Critères diagnostiques de démence

La démence est un terme générique qui correspond à une atteinte progressive des fonctions corticales et sous-corticales se traduisant par un déclin cognitif complexe [2].

Les critères diagnostiques des démences peuvent varier selon que l'on considère le DSM-III-R, le DSM-IV (Cf. Annexe 3) ou la CIM-10.

Nous allons pour notre part nous intéresser aux quatre démences les plus fréquentes pour cette étude des SCPD : la maladie d'Alzheimer (MA), la démence à Corps de Lewy (DCL), les démences vasculaires (DVa) et les démences mixtes (DMx), et la démence fronto-temporale (DFT).

2. Critères diagnostiques spécifiques

Des critères diagnostiques formels sont établis pour chacune des entités susmentionnées :

• Critères NINCDS-ADRDA pour la maladie d'Alzheimer (Cf. Annexe 4) (McKhann *et al*, 1984),

• Score ischémique de Hachinski pour les démences vasculaires et mixtes (Cf. Annexe 6),

• Critères de McKeith *et al* (1996) pour la démence à corps de Lewy (Cf. Annexe 7) [3],

• Critères de Lünd et Manchester pour la démence fronto-temporale, ainsi que ceux de Neary *et al* (1998) (Cf. Annexe 5).

3. Maladie d'Alzheimer

a) Notions cliniques

La maladie d'Alzheimer s'installe progressivement. Les premiers signes sont caractérisés par les troubles de la mémoire des faits récents, des oublis répétés inhabituels, ou des difficultés d'apprentissage d'informations nouvelles. L'ensemble de ces troubles traduit l'incapacité à former de nouvelles traces mnésiques responsables d'un oubli à mesure (syndrome amnésique de type hippocampique). L'on peut retrouver une désorientation temporo-spatiale, entraînant des « pseudo-fugues ». Mais les troubles de l'orientation temporelle précèdent habituellement ceux de l'orientation spatiale. Il existe une anosognosie assez précoce. Enfin, l'atteinte

8

progressive des fonctions instrumentales (apraxie, agnosie, aphasie, troubles visuo-constructifs) signe la diffusion des lésions au néocortex associatif [4]. Les troubles psychocomportementaux ou neuropsychiatriques seront abordés plus loin au cours de ce travail de thèse.

b)   _Notions paracliniques_

En imagerie cérébrale, l'IRM (Imagerie par Résonance Magnétique) est l'examen structurel le plus contributif au diagnostic, par la mise en évidence d'une atrophie des structures hippocampiques au stade débutant [5].

La scintigraphie cérébrale, pour sa part, est surtout utile dans les diagnostics débutants ; un stade prédémentiel se caractérisant par un syndrome amnésique hippocampique verbal et visuel progressif, la SPECT (Single Photon Emission Computed Tomography) montre un hypodébit des régions amygdalo-hippocampiques bilatérales, et dans les tableaux neurologiques atypiques orientant vers une autre cause [4].

La ponction lombaire est normale, elle n'est réalisée qu'en cas de doute diagnostique. L'éléctroencéphalogramme est réalisé uniquement en cas de doute diagnostique (suspicion de malade à prion, syndrome confusionnel associé à la démence, suspicion de crises épileptiques partielles ou généralisées). Dans la maladie d'Alzheimer, il peut montrer des anomalies lentes diffuses [6].

Le bilan neuropsychologique, indispensable pour le diagnostic aux stades débutants ou dans les tableaux atypiques, permet d'objectiver le déficit mnésique et de déterminer un profil d'atteinte psychométrique aidant au diagnostic étiologique, et de préciser à quel niveau se situe le déficit (encodage, consolidation-stockage, ou rappel). Il permet aussi d'évaluer les autres fonctions cognitives instrumentales et les fonctions exécutives.

c)   _Abords physiopathologiques_

Les lésions cérébrales majeures des patients alzheimériens sont les plaques séniles (« neuritic plaques », composées d'agrégats β-amyloïde(1-42), de neurones en

9

dégénérescence, de cellules microgliales et d'apolipoprotéine E) et la dégénérescence neurofibrillaire (« neurofibrillary tangles », associations en paires des filaments des microtubules avec des protéines tau hyperphosphorylées) [7]. Ces lésions seraient liées à une dysrégulation du calcium intracellulaire. Il existe une interaction sélective d' Aβ (1-42) avec les sites pour le glutamate et la glycine sur les récepteurs NMDA, entraînant une élévation du calcium cytosolique et une mort neuronale. La pathogenèse de la maladie d'Alzheimer concerne également une excitotoxicité du glutamate par blocage de la recapture de ce même glutamate dans les astrocytes (blocage par les agrégats Aβ (1-42)).

La surcharge calcique causerait une hyperphosphorylation de certaines protéines, comme les protéines tau (l'hypercalcémie intracellulaire active diverses kinases, dont celle responsable de la phosphorylation tau).

Seuls les agrégats A$\beta_{(1-42)}$ insolubles sont neurotoxiques.

Les troubles cognitifs sont imputables à la mort des neurones cholinergiques dans les régions de la base du cortex frontal (« basal forebrain area »). Le cortex enthorinal est la région préférentiellement atteinte dans les stades débutants de maladie d'Alzheimer.

Engelborghs *et al* [8] se sont intéressés dans une étude prospective à l'effet du génotype de l'apolipoprotéine E (ApoE) sur les risques et les caractéristiques cliniques des démences. Un génotypage ApoE a ainsi été réalisé chez 504 atteints de maladie d'Alzheimer, 47 de démence fronto-temporale, 152 de démence vasculaire, 132 de démences mixtes, 44 de déficit cognitif léger, 30 de maladie de Parkinson, 17 de démence à corps de Lewy et 12 d'atrophie multisystématisée ou de paralysie supranucléaire progressive. Il ressort une fréquence plus grande de l'allèle ε 4 chez les patients MA, MCI et DMx, ainsi que - chez ces mêmes patients - une fréquence plus faible de l'allèle ε 3 comparativement aux sujets contrôle. Alors que seuls les sujets MA et DMx avaient une prévalence plus faible de l'allèle ε 2. Aucune autre différence n'a été notée. L'influence de l'allèle ε 4 de l'ApoE sur les caractéristiques cliniques de la démence est limitée à un âge inférieur dans le début de la MA.

4. Démences vasculaires

La démence vasculaire regroupe plusieurs types de démence dont le point commun est la présence d'une atteinte cérébrovasculaire suivie d'une démence. Il peut s'agir d'une démence par hypodébit chronique, des chutes aiguës du débit cardiaque, de démences par infarctus multiples, de l'état lacunaire de Pierre Marie, de la leucoencéphalopathie vasculaire (leucoaraïose), de l'encéphalopathie sous-corticale de Binswanger, du CADASIL (artériopathie cérébrale autosomique dominante avec infarctus sous-corticaux et leucoencéphalopathie), du syndrome des anticorps antiphospholipides, des hémorragies cérébrales ou de l'angiopathie amyloïde. L'association d'éléments en faveur d'une maladie d'Alzheimer et d'une démence vasculaire nous amène dès lors à parler de démence mixte [9].

a) Notions Clinique

Dans une série autopsique de Bachetta *et al* [4] comprenant 100 patients déments vasculaires très âgés, tous les patients avaient un trouble mnésique sévère, ainsi qu'une atteinte dans au moins deux autres domaines cognitifs. Une désorientation temporo-spatiale était constamment présente. Parmi les troubles cognitifs, les troubles des fonctions exécutives, visuo-constructives et visuo-spatiales étaient les plus fréquemment observés.

b) Notions paracliniques

Pour poser un diagnostic de démence vasculaire probable avec les critères ADDTC (state of California Alzheimer's Disease Diagnostic and Treatment Centers), il doit y avoir une relation temporelle claire entre l'« événement » vasculaire cérébral et l'installation de la démence. Les critères NINDS-AIREN (National Institute for Neurological Disorders and Stroke) requièrent également les mêmes critères cliniques et radiologiques de maladie cérébrovasculaire, mais avec une relation temporelle entre l'accident cérébrovasculaire et le début de la démence fixé arbitrairement à 3 mois. Les autres critères tels ceux du HIS (Hachinski Ischemic Score) sont présentés en annexe (Cf. Annexe 6).

11

Ces trois échelles sont équivalentes et suffisent à exclure une maladie d'Alzheimer, comme ont pu le démontrer Bacchetta *et al* [9], qui cependant ne se sont intéressés qu'aux démences vasculaires par infarctus multiples. Elles sont moins sensibles et moins spécifiques chez les sujets très âgés par rapport aux sujets moins âgés. Chez les sujets très âgés, 40 % des démences vasculaires confirmées histopathologiquement n'avaient pas été diagnostiquées comme telles par les différents critères employés.

c) *Abords physiopathologiques*

Le déficit cholinergique dans les démences vasculaires est bien documenté [10], et ce indépendamment de toute atteinte histologique concomitante évocatrice de maladie d'Alzheimer. En effet, les structures cholinergiques sont très vulnérables aux dommages ischémiques. Ainsi, les neurones CA1 de l'hippocampe sont particulièrement sensibles à une ischémie expérimentale. Une atrophie hippocampique est ainsi fréquemment observée chez les patients DVa en l'absence de toute atteinte histologique évocatrice de maladie d'Alzheimer.

On peut décrire deux bandes de fibres cholinergiques, discrètes mais hautement organisées (Cf. les techniques d'imagerie tensorielle de diffusion et la tractographie qui en découle [11]) qui s'étendent des noyaux de la base au cortex cérébral, l'hippocampe, et l'amygdale. Ces deux faisceaux traversent la substance blanche et apportent des afférences cholinergiques diverses au néocortex. Or des accidents vasculaires cérébraux (AVC) peuvent interrompre ces tracti.

D'un point de vue neuropathologique, il est rapporté une perte des neurones cholinergiques dans 70 % des cas de maladie d'Alzheimer et dans 40 % des cas de démence vasculaire [4].

5. **Démence à corps de Lewy**

La démence à corps de Lewy était moins bien connue il y a vingt ans. Sa connaissance commence seulement à s'étendre.

Il est désormais reconnu qu'il existe des similitudes cliniques et pathologiques proches entre la démence à corps de Lewy et la démence survenant au décours d'une maladie de Parkinson. Actuellement seule la « règle du un an » permet de distinguer ces entités. La survenue d'une démence moins d'un an après l'apparition d'un syndrome parkinsonien fait état d'une démence à corps de Lewy, alors que la survenue d'une démence plus d'un an après ce syndrome parkinsonien fait considérer une démence associée à la maladie de Parkinson. Il n'existe pas de critères histopathologiques pouvant séparer ces entités.

a) *Notions cliniques*

Les principaux signes cliniques sont des troubles cognitifs fluctuants, des hallucinations visuelles récurrentes, et un syndrome parkinsonien. Les critères de McKeith *et al* (Cf. Annexe 7) sont très spécifiques, mais peu sensibles [3].

Les troubles cognitifs se présentent typiquement avec des épisodes confusionnels récurrents sur un fond de détérioration cognitive progressive. On retrouve une combinaison de troubles neuropsychologiques corticaux et sous-corticaux, avec un déficit de l'attention important, et une atteinte des fonctions fronto-sous-corticale et visuo-spatiales (les troubles visuo-constructifs sont relativement marqués). Les patients DCL ont des tests de mémoire verbale plus performants que dans la maladie d'Alzheimer, mais moins bons dans les tâches visuo-spatiales. Les fluctuations des compétences cognitives – en terme de minute, d'heure ou de jours – sont présents chez 50 à 75 % des patients, et sont associées à la variabilité de l'attention.

Les manifestations psychiatriques sont très fréquentes dans la démence à corps de Lewy, notamment les hallucinations visuelles, mais seront étudiées plus loin.

Parmi les signes neurologiques, les signes extrapyramidaux sont rapportés dans 25 à 50 % des démences à corps de Lewy au moment du diagnostic. Ils ne sont pas indispensables au diagnostic clinique de DCL. Quand ils sont présents, ils ont un profil particulier, avec un phénotype de syndrome parkinsonien surreprésenté : à type d'atteinte axiale, avec une instabilité posturale et des difficultés à la marche, et une tendance moindre au tremblement (ce qui est cohérent avec une implication plus importante du système moteur non-dopaminergique). Les signes extrapyramidaux de la maladie de Parkinson, de la démence parkinsonienne, et de la DCL pourraient être un continuum, avec une tendance à une implication plus importante du système moteur non-dopaminergique, de la maladie de Parkinson vers la DCL [12].

Un syndrome dysautonomique est fréquent (plus fréquent que dans la MA) chez les patients DCL, avec principalement une hypotension orthostatique et une hypersensibilité du sinus carotidien, constituant un facteur de risque pour les chutes dans 65 % des cas. Une incontinence urinaire peut survenir plus précocement au cours de la maladie, comparativement à la MA.

b)   *Notions paracliniques*

L'EEG peut montrer des ondes lentes transitoires en temporal, fluctuantes selon le moment.

Il n'existe pas de marqueur génotypique ou céphalorachidien.

Il ressort de l'IRM que le volume du lobe temporal médian et de l'hippocampe est préservé. On retrouve les images classiques d'atrophie généralisée.

La SPECT montre une hypoperfusion occipitale.

La SPECT dopaminergique montre un déficit de transporteur dopaminergique dans le putamen et le noyau caudé (marqueur de la dégénérescence nigrostriale). Cet examen a une sensibilité de 83 % et une spécificité de 100 % pour le diagnostic de DCL.

c)   *Abords physiopathologiques*

D'un point de vue physiopathologique, la DCL est une synucléinopathie (l'immunohistochimie par α-synucléine est préférée à l'ubiquitine pour le diagnostic). L' α-synucléine est une protéine synaptique impliquée dans la production vésiculaire. Dans une forme insoluble agglomérée, elle forme des fibrilles (composantes majeures des corps de Lewy dans la DCL et dans d'autres synucléinopathies). Aucune mutation génétique n'a été retrouvée. Il est possible qu'il existe une surexpression de l'ARNm.

Il est possible que l'α-synucléine devienne insoluble pour une raison non déterminée. Il est enfin possible qu'il existe une anomalie dans son processus de transformation.

Dans la DCL, il existe un dysfonctionnement neuronal significatif, mais pas de dégénérescence neuronale corticale frappante. L'activité cholinergique présynaptique est plus réduite que dans la maladie d'Alzheimer [13]. Le nombre de corps de Lewy corticaux n'est pas corrélé solidement avec la sévérité ou la durée de la démence.

Il n'a pas été réalisé d'étude épidémiologique classique évaluant les facteurs de risque, l'effet de l'âge ou du sexe.

6. Démence fronto-temporale

a) *Notions cliniques*

Dans le variant frontal des dégénérescences lobaires fronto-temporales (ou démence fronto-temporale), qui nous intéresse le plus pour ce travail de thèse, le trait clinique le plus évocateur est le mode de début qui se fait toujours sous la forme de troubles du comportement ou d'une modification de la personnalité.

Les changements de personnalité s'expriment souvent à travers un trouble des conduites sociales. Ce changement de personnalité est bien un changement, et non l'aggravation d'une personnalité prémorbide préexistante. Il s'agit donc bien d'un symptôme de la maladie. Neary distingue deux sous-types : un groupe avec une symptomatologie apathique prédominante, et un groupe avec une symptomatologie désinhibée prédominante (ou moriatique). Pour sa part, Vercelletto utilise des termes empruntés à la psychiatrie pour décrire les deux versants de la symptomatologie frontale, parlant d'une forme apathique ou pseudo-dépressive (apathie, émoussement affectif, « morosité pleurnicharde »…), et d'une forme désinhibée ou pseudo-psychopathique (indifférence affective, agitation, impulsivité, irritabilité…). Si cette distinction contribue à définir les démences de type frontal, on peut l'observer à divers degrés d'intensité et à des moments évolutifs différents dans d'autres processus démentiels (démence de type Alzheimer, démences vasculaires, démence

15

liée à la maladie de Parkinson...), mais également dans d'autres affections (trouble obsessionnel compulsif, schizophrénie déficitaire, états dépressifs).

b) *Notions paracliniques*

Dans la démence fronto-temporale, les tests neuropsychologiques mettent en évidence une atteinte préférentielle des fonctions exécutives, en l'absence de détérioration majeure dans les autres secteurs cognitifs, ni de troubles perceptifs et spatiaux [14]. Ainsi, toutes les épreuves sensibles à un dysfonctionnement des lobes frontaux sont perturbées : il existe un profil cognitif caractéristique de syndrome dysexécutif disproportionné.

En imagerie structurelle (TDM ou IRM), une atrophie frontale et temporale antérieure peut être retrouvée [15, 16], mais bien souvent on observe une atrophie globale, et parfois une imagerie presque normale. L'atrophie frontale peut être localisée aux sillons de la convexité ou à la région orbitaire [17]. Une atteinte des lobes temporaux internes est possible, à un stade évolué de la maladie, mais est toujours associée à une atrophie des lobes fronto-temporaux [18]. Les lobes pariétaux et occipitaux sont épargnés. En imagerie fonctionnelle, la SPECT montre une hypoperfusion frontale et temporale antérieure.

c) *Abords physiopathologiques*

Au niveau immunobiochimique, trois hypothèses émergent [19]. Tout d'abord celle d'un déséquilibre dans le ratio habituel 1/1 des protéines tau 3R et 4R. D'où leur agrégation et la formation de filaments [20]. Ensuite celle de mutations sur le gène de la préselinine 1, impliquant l'action d'anticorps dirigée contre cette dernière. Cela expliquerait certaines DFT sans dépôts de protéine tau. Enfin celle d'un mécanisme auto-immun par des anticorps antigangliosides.

7. Analyse biologique des différents types de démence

Depuis l'identification de la protéine tau dans le liquide céphalorachidien (LCR) comme marqueur de la maladie d'Alzheimer, plusieurs biomarqueurs ont été

16

étudiés [21]. Le dosage combiné dans le LCR des protéines tau, de la protéine β-amyloïde(1-42) (Aβ $_{(1-42)}$) et des protéines tau phosphorylées (P-tau) pourrait aider au diagnostic de ces démences.

Comparativement aux sujets sains, les sujets Ma, DVa, DCL et DFT ont une concentration plus faible de Aβ(1-42) dans le liquide céphalorachidien. Seuls les sujets MA et DVa ont une concentration plus élevée de protéine tau, et seuls les patients MA ont un taux plus élevé de protéine tau phosphorylées en position 181. Les seuils normaux identifiés pour les sujets âgés entre 71 et 93 ans sont les suivants : > 500 pg/mL pour la protéine Aβ $_{(1-42)}$, < 500 pg /mL pour la protéine tau et < 61 pg/ mL pour la protéine P-tau181.

Comparativement aux MA, les patients DCL et DFT ont un tau Aβ$_{(1-42)}$ plus élevé, et des niveaux de tau et de P-tau181 plus faibles dans le liquide céphalorachidien.

Dans tous les types de démences, les niveaux de protéines tau et P-tau181 dans le liquide céphalorachidien sont liés, alors qu'il n'existe aucune corrélation entre les protéines Aβ $_{(1-42)}$ et tau ou P-tau181 dans ce LCR.

On peut donc conclure, sur le plan biologique, que le profil de MA est un taux bas de Aβ $_{(1-42)}$ dans le LCR, avec des niveaux élevés de protéine tau et P-tau181 ; et que les profils de DCL et de DFT sont des taux de Aβ $_{(1-42)}$ bas voir normaux, alors que les niveaux de protéine tau sont élevés, et que les niveaux de P-tau181 sont normaux. Ainsi au sein des démences, la protéine P-tau181 du LCR serait un marqueur plus spécifique de la MA [21].

En ce qui concerne les marqueurs remarquables dans la démence, on notera que chez les sujets sains, il existe une corrélation positive entre l'âge et la concentration de protéine tau ainsi que de protéine P-tau181 dans le liquide céphalorachidien. Il n'existe pas de relation entre l'âge et la concentration de protéine Aβ $_{(1-42)}$ dans ce même liquide céphalorachidien [21].

III. **BILAN DE DEMENCE**

Le bilan d'une démence sert à éliminer une cause curable (non décelable cliniquement).

Il comprend un examen clinique rigoureux général, et des examens paracliniques : Hémogramme, Ionogramme sanguin, Bilan Hépatique (ASAT, ALAT, γGT, phosphatases alcalines, bilirubinémie totale et conjuguée), Fonction rénale (Urémie, Créatininémie), Dosage des vitamines B12 et des folates, Bilan Thyroïdien (TSH_{us}, $T4_{libre}$), ECG, Cliché Thoracique, IRM cérébrale sans injection.

Il sert aussi à préciser le type de démence et le degré d'atteinte cognitive ou psychocomportementale : examen clinique général, en particulier neurologique, examen neuropsychologique, et IRM cérébrale sans injection.

IV. EPIDEMIOLOGIE DES DEMENCES

Les démences sont un problème de santé publique majeur ; il s'agit d'une des pathologies les plus fréquentes chez le sujet âgé, d'une cause majeure de handicap et de mortalité. Les démences sont considérées comme un des enjeux de ce siècle, au vu du fardeau important qu'elles font peser sur le système de santé. De plus, les démences sont source de comorbidités (telles notamment l'incontinence urinaire et les fractures de hanche). Elles engendrent une importante dépendance en terme de soins paramédicaux.

D'un point de vue démographique, le phénomène de vieillissement de la population conduit à une augmentation rapide du nombre de sujets âgés à travers le monde, et pas uniquement dans les pays occidentaux. Ce phénomène est dû principalement à une baisse de la mortalité, grâce aux avancées des techniques médicales dans les soins des sujets âgés, et à un pic de fertilité. Selon une étude européenne, chaque personne de plus de 65 ans aujourd'hui devrait vivre une année de sa vie atteinte d'une démence [22].

Une autre des caractéristiques actuelle de notre évolution démographique est la croissance exponentielle du nombre de centenaires et de nonagénaires, qui

18

représentent le segment de population qui croit le plus vite dans les pays occidentaux (pour lequel le taux de prévalence des démences oscille entre 20 et 40 % [4].

1. Prévalence de la démence sénile en Europe

Chez les sujets de plus de 65 ans, le taux de prévalence moyen de la démence sénile en Europe varie entre 5,9 % (Italie) et 9,4 % (Pays bas) [22].

Le groupe qui a mené ces études de prévalence est l'EURODEM (créé en 1988). Ainsi, des cohortes ont été étudiées dans différents pays : Belgique (n = 2253), Danemark (n = 3299), Finlande (n = 601), France (n = 3149), Allemagne (n = 1265), Italie (n = 3497), Pays Bas (n = 4915), Espagne (n = 1127), Suède (n = 1424), Royaume Uni (n = 5182). Le diagnostic était établi selon les critères du DSM-III-R, du DSM-IV ou de l'ICD 10.

Au sein de cette population de plus de 65 ans, la prévalence de la démence varie selon la classe d'âge :

• Dans la classe 70 à 74 ans, le taux de prévalence est de :
- 2,9 % chez l'homme
- 3,1 % chez la femme

• Dans la classe 75 à 79 ans, le taux de prévalence est de :
- 5,6 % chez l'homme
- 6,0 % chez la femme

• Dans la classe 80 à 84 ans, le taux de prévalence est de :
- 11 % chez l'homme
- 12,6 % chez la femme

• Dans la classe 85 à 89 ans, le taux de prévalence est de :
- 12,8 % chez l'homme
- 20,2 % chez la femme

• Dans la classe des plus de 90 ans, le taux de prévalence est de :
- 22,1 % chez l'homme
- 30,8 % chez la femme

L'ensemble des études retrouve un taux de prévalence qui augmente de façon exponentielle avec l'âge (le taux d'incidence augmente de façon considérable avec l'âge), passant de chiffres autour de 5 % avant 65 ans, à plus de 20 % après 80 ans [13]. Elles retrouvent par ailleurs un taux plus élevé chez les femmes principalement après 75 ans.

Une analyse de prévalence sur l'ensemble des études européennes, avec standardisation de l'âge, retrouve un taux moyen de **6,4 %**. Ces estimations de prévalence dans les populations européennes sont similaires à celles observées dans les populations nord américaines. Aux Etats-Unis, le taux de prévalence globale de la démence chez les sujets de plus de 65 ans varie de 2 à 10 %, et est d'environ 30 % chez les sujets de plus de 80 ans [3].

Dans l'union européenne, il y a aujourd'hui approximativement 5,1 millions de sujets atteints de démence. Au vu de la population générale, cela signifie qu'il y a aujourd'hui 59,9 personnes en âge de travailler pour une personne démente.

Dans les cinquante prochaines années, ce chiffre atteindra approximativement 11,9 million. Cela signifiera qu'il n'y aura alors plus que 18,9 personnes en âge de travailler pour une personne démente.

Aux Etats-Unis, en 1994, on estimait à 1,5 million le nombre de sujets atteints de démence sévère, et entre 1 et 5 million le nombre de sujets atteints de démence légère à modérée [1].

Ainsi, la prévention et la planification de la prise en charge des démences doivent être une priorité de santé publique.

2.   Prévalence de la démence présénile en Europe

Chez les sujets de moins de 65 ans, le taux de prévalence de la démence varie également selon la classe d'âge [22] :
• dans la population entre 30 et 64 ans, le taux de prévalence est de 54 p. 100 000.
• dans la population entre 45 et 64 ans, ce taux est de 98,1 p. 100 000.

3.   Difficultés méthodologiques

Cependant, les chiffres mentionnés, même s'ils sont élevés, ne doivent pas faire oublier que la démence passe souvent inaperçue, ou n'est pas reconnue comme telle. Ceci concerne surtout les stades précoces, mais également les stades avancés. Nombre de médecins, de patients et de membres de la famille considèrent souvent pas erreur les signes avant coureurs de la démence comme l'évolution inévitable et naturelle du vieillissement.

La plupart des différences observées sont dues à des différences méthodologiques. Ainsi, en estimant la prévalence d'une même population selon des classifications différentes, les chiffres peuvent varier de 3,1 % (avec l'ICD 10) à 29,1 % (avec le DSM-III).

Un autre biais à l'estimation exacte de la prévalence des démences est que certains critères utilisés ne sont pas assez puissants pour dépister les sujets atteint de démence légère.

4. Epidémiologie détaillée des démences

a) Maladie d'Alzheimer

La maladie d'Alzheimer représente 50 à 60 % des démences [1, 13], voire 60 à 65 % selon les études [23]. C'est la quatrième cause de décès chez les sujets de plus de 65 ans [23].

Aux Etats-Unis, la maladie d'Alzheimer représente 65 % des démences - touchant 6 à 8 % des sujets âgés de plus de 65 ans [24].

b) Démences vasculaires

Les démences vasculaires, principalement la démence par infarctus multiples, représentent 10 à 30 % des démences selon les études [1]. Dans d'autres études, les démences vasculaires et les démences mixtes ne représentent que 15 à 20 % des démences [23].

Chez les sujets très âgés (plus de 90 ans), les démences vasculaires sont grevées d'un risque de mortalité supérieur à celui de la maladie d'Alzheimer [4].

c) *Démence à corps de Lewy*

La démence à corps de Lewy serait la deuxième cause de démence neurodégénérative chez le sujet âgé [3, 25]. Lors d'études autopsiques hospitalières de sujets déments, elle représente 10 à 15 % des cas [13, 26].

Les études cliniques de populations âgées de plus de 65 ans retrouvent une prévalence (démence à corps de Lewy et démence parkinsonienne) de 0,7 et 0,3 % respectivement, suggérant que chacune pourrait compter jusque pour 10 % de tous les cas de démence, ce qui correspond aux chiffres nécroptiques.

Dans une étude en population générale de sujets âgés de plus de 85 ans, 5 % remplissaient les critères de Mc Keith *et al* (3,3 % probable et 1,7 % possible), ce qui représentait 22 % de tous les cas de démence [3].

Peu d'études se sont intéressées à la progression des symptômes et à la survie dans la démence à corps de Lewy. Il semble cependant que soit il n'y a pas de différence entre démence à corps de Lewy et maladie d'Alzheimer en terme de survie, soit la survie est plus péjorative au cours de la démence à corps de Lewy [3].

d) *Démence fronto-temporale*

Dans une étude menée dans la province de Zuid, en Hollande, la prévalence de la démence fronto-temporale au sein des sujets âgés (y compris non-déments) est de 3,6 pour 100 000 chez les sujets entre 50 et 59 ans ; 9,4 pour 100 000 chez les sujets entre 60 et 69 ans ; 3,8 pour 100 000 chez les sujets entre 70 et 79 ans [19]. On retrouve un ratio de 1 démence fronto-temporale pour 6 maladie d'Alzheimer de façon globale [17], et un ratio de 1 démence fronto-temporale pour 4 maladie d'Alzheimer dans le présénium (avant 65 ans) [18].

Parmi les démences dégénératives primaires, la démence fronto-temporale représenterait environ 12 % de ces dernières [14, 18, 27]. Selon les auteurs, c'est la deuxième ou troisième cause de démence dégénérative [28].

SYMPTOMES COMPORTEMENTAUX ET PSYCHOLOGIQUES DES DEMENCES

I. DEFINITION

Chez les sujets déments, les manifestations émotionnelles et comportementales sont communément décrites en terme de perturbations, leur donnant ainsi un statut identique à celui des déficits cognitifs [29].

Lebert *et al* (2000) distinguent trois sortes de troubles du comportement chez les sujets déments [30]:

• Les symptômes comportementaux et psychiques de la démence (SCPD) définis par le groupe de travail de l'International Psychogeriatric Association (IPA, 1995) qui sont des symptômes de la maladie neurologique au même titre que les déficits cognitifs.

• Les symptômes dus à une pathologie somatique surajoutée ou d'origine iatrogène, s'intégrant souvent dans un syndrome confusionnel (parfois incomplet). Une douleur lors d'une démence peut aussi s'exprimer uniquement par des modifications comportementales.

• Les manifestations psychocomportementales réactionnelles à la prise de conscience de la maladie, de ses conséquences ou réactionnelles aux comportements de l'entourage.

Longtemps englobés sous les termes de troubles du comportement, de troubles psychiatriques ou neuropsychiatriques, les SCPD sont définis comme des symptômes de distorsions de la perception, du contenu de la pensée, de l'humeur ou du comportement fréquemment observés chez les patients présentant une démence (IPA, 2003) [25]. Ce ne sont pas des symptômes annexes des troubles cognitifs, mais des manifestations typiques des démences pouvant être des signes d'alerte dans l'évolution, et ayant des conséquences spécifiques sur l'adaptation et le pronostic fonctionnel.

23

Leur classement selon le type d'expression et leur regroupement en groupes syndromiques (troubles affectifs et émotionnels, psychotiques, du comportement, des fonctions élémentaires…) présente un intérêt diagnostique et thérapeutique pratique [25]. Les SCPD peuvent ainsi être d'ordre thymique (dépression…), d'ordre dysexécutif (apathie, désinhibition…), d'ordre psychotique (hallucination, délire…), ou être des troubles des conduites alimentaires, des troubles du sommeil, etc.…

II. EPIDEMIOLOGIE

La survenue des SCPD est souvent imprévisible. Ces symptômes sont variables dans le temps et sont fréquemment associés entre eux.

La fréquence des SCPD est très importante, bien que l'on note une grande variabilité interindividuelle. Il est fréquent que des modifications du caractère précèdent le début de la maladie. Les troubles du comportement sont en moyenne 4 fois plus fréquents dans la MA que chez des sujets âgés non déments [31]. Ils sont présents dès les stades précoces de l'affection, et concernent la majorité des patients : plus de 50 % des sujets déments présentent des SCPD [1]. Dans leur étude portant sur 283 patients déments à un stade modéré, Engelborghs *et al* (2006) retrouvent une prévalence des SCPD de 60 % [21]. Pour certains auteurs, elle peut aller jusqu'à 88 [21] voire 90 %, dont un tiers environ sont des symptômes d'intensité sévère [31, 32]. Au total, plus de 90 % des patients déments expérimenteront au moins un SCPD durant l'évolution de leur maladie [33].

Les différents SCPD varient selon le stade de sévérité de la démence ; ils varient aussi selon le type de démence, reflétant des régions cérébrales spécifiquement atteintes. Ainsi, étudier ces troubles non-cognitifs peut aider dans le diagnostic différentiel des types de démence, question que nous aborderons plus loin. Tous types et tous stades de démences confondues, les SCPD les plus fréquemment rencontrés sont l'apathie, les états dépressifs, l'irritabilité et l'agressivité/agitation [25, 31, 34]. Nous reverrons la fréquence relative de chaque symptôme lors d'une description plus précise des SCDP.

III. DIAGNOSTIC POSITIF

Chez le sujet dément, l'apparition soudaine de symptômes comportementaux et psychologiques, ou l'aggravation de symptômes préexistants, est souvent le signe d'une pathologie somatique surajoutée. Celle-ci devra donc être recherchée par la réalisation systématique d'examens simples si la présentation clinique n'est pas évocatrice d'une maladie d'organe ou d'une origine iatrogénique, ce qui est fréquemment le cas chez des sujets âgés à l'interrogatoire peu fiable voir impossible. En cas de bilan négatif, le type de démence, comme la démence à corps de Lewy ou la démence vasculaire, pourra expliquer un certain nombre de décompensations soudaines de symptômes comportementaux et psychologiques rencontrées. Nous reviendrons sur ce point dans une partie consacrée aux SCPD dans le cadre de l'urgence.

1. Bilan paraclinique

Le bilan paraclinique minimal recommandé devant une aggravation rapide du comportement est le suivant :
- CRP, VS, hémogramme, ECBU, à la recherche d'une infection
- Ionogramme sanguin, calcémie, glycémie, à la recherche d'un trouble métabolique
- ECG, à la recherche d'une cardiopathie
- Abdomen sans préparation, ASAT, ALAT, à la recherche d'une hépatite, d'une stase colique, d'un fécalome
- Cliché Thoracique, à la recherche d'une pleuropneumopathie.

2. Bilan pharmacologique

Les troubles du comportement d'origine médicamenteuse (non associés à un état confusionnel) au cours d'une démence peuvent être liés aux médicaments suivants :

- Apathie : neuroleptiques
- Hypersomnie : neuroleptiques, benzodiazépines
- Euphorie : ISRS, œstrogènes, corticoïdes
- Instabilité psychomotrice : neuroleptiques
- Hallucinations : dopaminergiques, anticholinergiques, anticholinestérasiques.

3. Diagnostic positif

Une fois les causes organiques et iatrogènes éliminées, il est possible de poser le diagnostic de SCPD.

L'évaluation détaillée du comportement doit couvrir les points suivants :

- Déterminer la présence de tous les problèmes comportementaux et psychologiques, même si un SCPD prédomine.
- Considérer le rapport et le point de vue à la fois du patient et de sa famille ou de son aidant.
- Déterminer l'impact du SCPD du patient sur l'aidant, de même que l'impact des caractéristiques de l'aidant sur le patient.
- Déterminer si le SCPD est aigu ou chronique, et déterminer l'évolution des symptômes dans le temps (stable, fluctuante).
- Inclure une évaluation complète prenant en compte toutes les modifications cliniques du patient (douleur, fécalome, fièvre, anxiété, faim, introduction ou arrêt d'un médicament).
- Inclure un bilan cognitif et une évaluation de la conscience du patient sur ses troubles cognitifs et comportementaux, et l'impact sur les activités quotidiennes.

Une fois le diagnostic de SCPD posé, cette évaluation des modifications comportementales se fait grâce à un entretien avec le patient, systématiquement complété par un entretien avec un proche (en raison de l'anosognosie et de l'oublie des troubles).

Le recueil des symptômes peut être facilité par l'utilisation d'outils structurés comme l'inventaire neuropsychiatrique (NPI) (Cummings *et al*, 1994), entretien structuré dont la passation dure 40 minutes pour l'examinateur, et qui quantifie les

26

SCPD ; ou d'hétéro-questionnaires comme le questionnaire de dyscontrôle comportemental (QDC) (Lebert *et al*, 1996), destiné au proche, dont la passation dure 2 minutes pour l'examinateur, et qui a pour but de dépister les SCPD. Nous aborderons les différentes grilles disponibles plus loin.

IV. DESCRIPTION

Comme nous avons pu le voir, les SCPD peuvent varier dans leur association et au cours de l'évolution de la démence. Le taux des troubles psychiques au cours de la démence est 3 à 4 fois plus élevé que chez les sujets âgés non déments [35].

1. Symptômes thymiques

Démence et dépression se recoupent. La dépression peut être un symptôme précoce dans plusieurs types de démences (pseudo-dépression démentielle). A contrario, les patients atteints de dépression sans démence peuvent rapporter des troubles de la mémoire et de la concentration (pseudo-démence dépressive) [36]. Habituellement, les patients déprimés ont plus tendance à se plaindre des déficiences de leur mémoire que les sujets déments, mais ce caractère n'est pas une règle absolue. De même, les patients déprimés rapporteront plus souvent spontanément qu'ils sont tristes, ce qui est moins fréquent chez les patients déments.

Dans les formes légères à modérées de démence, les symptômes dépressifs sont présents avec une fréquence de 40 à 50 % des cas, faisant partie des symptômes les plus fréquents. Mais il existe une grande variabilité concernant la prévalence de ce trouble dans les démences [35]. Le problème de la variabilité des critères diagnostiques utilisés paraît en être la cause.

Dans une étude de Pasquier *et al* (1998), les premiers symptômes de démence fronto-temporale sont des symptômes dépressifs (les plus nombreux) et une baisse de l'intérêt dans 80 % des cas [18]. Ces symptômes dépressifs contrastent avec les données de l'examen montrant un patient plutôt indifférent avec un faciès figé,

27

n'éxprimant aucune tristesse [37]. La distinction entre une apathie isolée et une dépression (avec émoussement affectif) peut être difficile.

2. Symptômes anxieux

Les symptômes anxieux ont été beaucoup moins étudiés dans les démences que la dépression. Il s'agit principalement de troubles anxieux généralisés, plus rarement d'attaques de panique. Un quart de ces sujets souffre d'anxiété associée à une dépression [42].

La prévalence des troubles anxieux dans la MA varie de 17 à 38 %. Dans l'étude REAL-FR portant sur 499 patients atteints de MA, l'anxiété fait partie des trois items les plus fréquemment observés [32].

Dans une étude récente, portant sur 92 patients DVa hospitalisés, 71% présentaient des symptômes anxieux (dont 50% de troubles anxieux généralisés, et 4% d'attaques de paniques). Lyketsos *et al* dans leur étude retrouvent des symptômes anxieux significatifs chez 19% de patients DVa en population générale [29].

La prévalence des troubles anxieux dans la DCL semblerait similaire à celle de la MA [29].

Les études s'intéressent étonnemment peu à l'anxiété dans la DFT. Mais l'étude de Srikanth *et al* nous permet d'évaluer la prévalence de ce symtôme à environ 13 % des patients [34], ce qui paraît relativement peu eu égard aux autres types de démences, mais peut s'expliquer par la fréquence de la symptomatologie apathique et désinhibée.

3. Symptômes psychomoteurs

Apathie

L'apathie est définie par la démotivation associée à un émoussement affectif. Elle englobe des signes tels qu'un repli sur soi, un retrait social, un manque d'initiative, un manque d'intérêt, un manque d'activité et une absence de projet [16]. 47 % des patients présentent une apathie (avec ou sans dépression associée) marquée

28

dans les stades débutants de la maladie [25]. Présente dès les stades précoces de la maladie d'Alzheimer cette symptomatologie s'aggrave au cours de l'évolution.

Dans l'étude REAL-FR portant sur 499 patients atteints de maladie d'Alzheimer, l'apathie était l'item NPI le plus fréquemment observé, suivi des items anxiété et dysphorie [31, 32].

Dans l'étude de Engelborghs *et al*, l'apathie est présente dans 70 % des démences fronto-temporales [38].

Désinhibition

Les signes de désinhibition peuvent être évidents : impatience, maquillage ou vêtements trop voyants, familiarité excessive, jovialité inappropriée, tendance à la grossièreté, plaisanteries douteuses, achats incontrôlés ou inadaptés [16].

La désinhibition est très fréquente dans les démences fronto-temporales, de même que les comportements impulsifs [25] : la désinhibition est retrouvée dans 48 % des démences fronto-temporales [39].

4. Symptômes d'allure psychotique

Idées délirantes et hallucinations caractérisent les stades tardifs de la maladie d'Alzheimer.

Délire

Les idées délirantes sont souvent en relation directe avec les déficits cognitifs comme en témoignent les principales thématiques délirantes : vol, préjudice, délire d'identification. Des thématiques délirantes plus « élaborées », au contenu bizarre, étrange, « hermétique » (comme ce que l'on rencontre dans les schizophrénies) sont rares. Ces spécificités phénoménologiques expliquent partiellement la moindre efficacité des neuroleptiques chez les patients déments.

Le délire de loin le plus fréquent chez les sujets déments est donc le délire de préjudice (« quelqu'un me vole »). D'autres éléments délirants fréquents sont « ma maison n'est pas chez moi », ou que l'accompagnant est un imposteur. D'autres éléments délirants sont moins fréquents, tel l'abandon ou l'infidélité [1]. Ces thématiques particulières du délire posent le problème de leur association aux troubles cognitifs mais également à des troubles perceptifs.

Dans la démence fronto-temporale les délires seraient plus fréquents que dans la démence de type Alzheimer ou la démence vasculaire selon Srikanth *et al* [34]. Ce n'est pas corroboré par l'étude d'Engelborghs *et al* [38].

Ces délires peuvent être la cause de comportements agressifs de la part des patients déments.

Hallucinations

Une hallucination est définie par une perception en l'absence de stimulus, perception sans objet à percevoir (H. Ey). Elle est ensuite classée selon sa modalité perceptive (visuelle, auditive, olfactive, cénesthésique...) [13]. Elle se distingue de l'illusion et de l'hallucinose. Une illusion est une déformation, prise pour exacte, de la perception d'un objet réel, habituellement sensorielle, surtout visuelle (métamorphopsie) et auditive. L'hallucinose est une représentation perceptive, surtout visuelle, sans objet mais sans conviction délirante (à la différence de l'hallucination). En fait, illusions, hallucinoses et hallucinations sont très souvent intriquées et même reconnues comme étant de valeur équivalente, qui plus est chez des sujets déments à l'interrogatoire difficile...

Environ 25 % des patients déments présenteront un épisode hallucinatoire au cours de leur maladie [1]. Les hallucinations sont autant de type visuel qu'auditif. Les hallucinations auditives se traduisent souvent par la conversation d'une voix imaginaire. Les hallucinations visuelles se traduisent souvent par des animaux ou des personnages imaginaires. Il existe parfois une association entre illusion et hallucination visuelle, en particulier lorsque la vision a lieu à travers une fenêtre ou dans une pièce mal éclairée.

Des hallucinations au contenu riche, d'apparition précoce au cours de l'évolution, doivent orienter vers une démence à corps de Lewy. Des hallucinations surviennent dans 80 % des démences à corps de Lewy [13, 25]. Les troubles d'allure psychotique peuvent être épisodiques, mais sont récurrents dans 2/3 des cas [25]. Ils peuvent également persister. Dans le groupe placebo d'une étude de démences à corps de Lewy traitées, les hallucinations étaient stables après 20 semaines. Dans une autre cohorte les hallucinations restaient au bout de 52 semaines [3]. Ces hallucinations visuelles (similaires à celles rencontrées dans la démence parkinsonienne) sont vives, éclatantes, colorées, tridimensionnelles, et généralement composées d'images muettes d'objets inanimés. Des hallucinations auditives sont retrouvées dans 30 % des cas [13], et sont alors très souvent associées aux hallucinations visuelles.

Dans la démence fronto-temporale, Srikanth *et al* n'ont retrouvé aucune hallucination au cours de leur étude comportant 98 patients déments, dont 23 DFT [34]. De même, Engelborghs *et al* notent que les hallucinations sont rares chez les patients DFT [38].

Ces hallucinations peuvent également être la cause d'agitation chez le sujet.

5. <u>Agitation</u>

En 1986, Cohen-Mansfield définit l'agitation comme une activité verbale, vocale ou motrice inappropriée, et qui n'est pas explicable par un besoin de la personne ou une confusion [1]. L'agitation est également définie par la perte du contrôle de soi du sujet expliquant le caractère excessif ou inadéquat du comportement. Il existe une agitation psychomotrice entraînant un comportement où se mêlent agressivité, violence, colère, tous ces aspects pouvant être sous-tendus par une anxiété massive.

L'agitation est un des troubles du comportement les plus fréquents, souvent associée à l'hostilité et à l'agressivité verbale ou physique. C'est le symptôme le plus difficilement vécu par l'entourage. Elle peut être de courte durée, explosive et imprévisible, ou se répéter de manière stéréotypée, lors de situations telles que les soins d'hygiène ou encore en réaction à des sollicitations inappropriées de l'entourage (par exemple une stimulation excessive). Elle présente également des liens étroits avec la symptomatologie dépressive.

L'agitation est retrouvée à des degrés variables chez 50 % des patients alzheimériens vus en consultations externes [24]. Ce chiffre augmente chez les patients institutionnalisés.

6. Agressivité

L'agressivité (« agressivity ») est une tendance à attaquer l'intégrité physique ou psychique d'un être vivant, contrairement à l'agression qui est l'action entraînant un conflit et qui se termine par l'attaque brutale d'autrui. L'agressivité peut toujours être considérée comme relationnelle. L'agressivité n'est pas synonyme de violence, elle peut être une tentative, parfois ratée, d'adaptation à l'environnement. Dans le comportement, ses formes vont de la simple opposition à la violence destructrice.

L'agressivité physique est retrouvée, au travers des accompagnants, comme survenant chez 50 % des sujets déments [1]. Dans leur étude, Engelborghs *et al*, retrouvent la présence de troubles des activités ou d'agressivité chez 80 % des patients atteints de maladie d'Alzheimer ou de démence mixte.
Elle fait partie des symptômes les plus fréquemment rencontrés [25].

Les délires et la prosopagnosie précèdent et sont fréquemment associés à l'agressivité physique ainsi qu'à l'agitation des patients déments [13]. La dépression (par l'irritabilité qui l'accompagne fréquemment) va également favoriser les comportements agressifs.

La violence des sujets déments est souvent imprévisible et survient au domicile.

7. Colère verbale

Les colères verbales (« verbal outburst ») et les accusations à connotation paranoïde dirigée vers l'accompagnant sont fréquentes. Elles peuvent, associées à d'autres signes, favoriser le burnout de cet accompagnant et précipiter la demande de soin en urgence ou l'institutionnalisation [1].

8. Troubles du sommeil

Environ 50 % des sujets déments présentent des troubles du rythme nycthéméral. Ils se manifestent habituellement par une somnolence diurne et un éveil nocturne (inversion du rythme nycthéméral).

Une agitation vespérale anxieuse (« sundowning syndrome ») caractéristique des patients déments, contribue à entraver l'endormissement.

Les troubles du cycle veille/sommeil sont les troubles du sommeil prédominants. Ils sont fréquents dans la maladie d'Alzheimer, mais également dans les synucléinopathies (démence à corps de Lewy, atrophie multisystématisée et maladie de Parkinson) [32].

Dans la démence à corps de Lewy, plusieurs troubles du sommeil peuvent être observés, les plus caractéristiques étant les comportements oniriques et d'hallucinations hypnagogiques, mais aussi de déambulation nocturne s'inscrivant dans une inversion du rythme nycthéméral liée à une confusion ou une insomnie d'endormissement favorisée par le souvenir des cauchemars des nuits précédentes, par des réveils précoces dans un contexte dépressif ou par des réveils favorisés par des symptômes extrapyramidaux [40].

Toujours dans la démence à corps de Lewy, les désordres comportementaux du sommeil rapide sont une parasomnie consistant en des cauchemars vifs associés à des comportements moteurs simples ou complexes durant la phase de sommeil paradoxal. Ce trouble est fréquemment associé aux synucléopathies – démence à corps de Lewy, maladie de Parkinson et atrophie multiple systématisée – (il survient rarement au cours des amyloïdopathies ou des tauopathies) [3].

9. Réaction de catastrophe

La réaction catastrophique (« catastrophic reaction ») est la réaction engendrée par un événement ou un stimulus qui, dépassant les capacités d'adaptation du sujet, précipite un effondrement cognitif (état démentiel) ou affectif (raptus anxieux), entraînant des comportements régressifs, stéréotypés et inadaptés (persévération, fuite, conduites dangereuses). C'est aussi la réponse émotionnelle excessive d'un sujet dément qui réagit de manière excessive à une situation ou une tâche difficile ou lourde [1].

10. Errances

Les errances («wandering») sont la pratique de déplacements, de voyages plus ou moins lointains, au hasard, sans but précis. Chez le dément, ces déambulations sont appelées fugues à tort. Elles sont souvent précipitées par une modification de l'environnement, tel un changement de résidence. Elles surviennent chez 30 à 60 % des sujets déments [1].

Elles peuvent également être favorisées par une akatisie secondaire à un traitement neuroleptique.

11. Troubles des conduites alimentaires et de l'appétit

Dans leur étude, Srikanth *et al* ne rapportent des troubles des conduites alimentaires et de l'appétit que chez les patients atteints de démence fronto-temporale [34]. Ils seraient présent dans 90 % des cas [18].

12. Cris

Ils ne sont pas évalués par le NPI, mais ils sont retrouvés chez 14,4 % des patients atteints de maladie d'Alzheimer dans l'étude EADC [32].

13. Fausses reconnaissances

Les fausses reconnaissances (« misidentification », « false recognition ») sont des identifications erronées de personnes, d'objets, de lieux ou de situations pris pour connus à la suite d'une ressemblance partielle ou, le plus souvent, sans ressemblance. Elles ne sont pas évaluées par le NPI, mais elles sont retrouvées chez 6,5 % des patients alzheimériens dans l'étude EADC [32].

Des hallucinations, surtout auditives, et des confabulations sont associées dans moins de 15 % des cas [18].

Les fausses reconnaissances délirantes (« delusional misidentification ») comprennent le syndrome de Capgras (croyance délirante qu'une personne familière, ou un objet familier, a été remplacé par un « imposteur »), ainsi que des délires concernant des images télévisées, l'image du miroir, ou des photographies [13].

Dans la démence à corps de Lewy, les fausses reconnaissances sont retrouvées dans plus de 30 % des cas [13].

14. Collectionnisme

Il n'est pas évalué par le NPI, mais il est retrouvé chez 10,8 % des patients atteints de maladie d'Alzheimer dans l'étude EADC [32].

Dans le cas de la DFT, le collectionnisme s'intègre dans une variante « stéréotypique » (conduites évoquant un TOC mais sans tension anxieuse ni détente), sa prévalence individuelle n'est hélas pas retrouvée dans les études.

15. Stéréotypies

La stéréotypie du comportement s'exprime d'abord par une réduction des intérêts et du champ d'activités. S'il n'est pas fortement sollicité par l'environnement, le patient a tendance à mettre les mêmes vêtements, à effectuer les mêmes itinéraires, à écouter toujours les mêmes chansons ou à visionner les mêmes cassettes. Certains patients ne se livrent plus qu'à une seule activité, mots croisés ou mots fléchés par exemple, qu'ils peuvent poursuivre néanmoins pendant des heures.

Les persévérations motrices n'apparaissent généralement qu'à un stade plus avancé : ouverture ou fermeture incessante de l'étui à lunettes, du portefeuille ou du sac à main, activité de boutonnage ou de déboutonnage du gilet ou de la veste de pyjama.

V. REGROUPEMENT DES SCPD

Une méthode statistique d'analyse en composante principale permet de mesurer sans regroupement arbitraire la participation de chaque symptôme à un nombre limité de facteurs. Les résultats indiquent bien que les facteurs comportementaux retrouvés diffèrent selon la gravité de l'atteinte cognitive. Chez les patients atteints de maladie d'Alzheimer avec un MMS entre 21 et 30, nous retrouverons notamment un facteur que nous qualifierons de productif (irritabilité, agitation, délire), un facteur humeur (dysphorie, anxiété) et un facteur sensoriel (hallucination). Les symptômes qui composent le secteur productif ne sont pas les plus fréquents dans la maladie d'Alzheimer, mais leur regroupement mérite d'être repéré dans cette population modérément atteinte, car la pratique quotidienne montre que leur présence entraîne fréquemment la plus lourde charge pour les aidants. La répartition en facteurs principaux tend à se modifier chez les sujets plus détériorés (MMSE entre 11 et 20), avec un facteur humeur (anxiété, irritabilité et dysphorie), un facteur frontal (désinhibition et euphorie), un facteur mixte « moteur/ sensoriel » (agitation et hallucinations) prépondérants. Il apparaît ainsi que certains symptômes s'associent de façon très différente selon le niveau d'évolution de la démence [31].

Dans cette même étude de patients alzheimériens par Benoit *et al*, il ressort que l'apathie paraît évoluer de manière indépendante, alors que les symptômes affectifs ont tendance à se regrouper.

VI. EVALUATION DES SCPD

1. Instruments d'évaluation

Certains instruments d'évaluation que l'on retrouve utilisés dans certaines études ne sont pas conçus spécifiquement pour une utilisation sur des sujets déments ; c'est le cas de la Hamilton Depression Scale (HDS), de la Montgomery and Asberg Depression Scale (MADS).

Les instruments d'évaluation, conçus pour les sujets déments sont [29]:

- l'Inventaire NeuroPsychiatrique (Neuropsychiatric Inventory, NPI, Cummings *et al*, 1994 ; Roberts *et al*, 1998) [41].

- la BEHAVE-AD, Behavioural Pathology in Alzheimer's Disease Rating Scale (Reisberg *et al*, 1996). Elle mesure les différents symptômes à l'aide de 25 items, classés en 7 groupes.
- la MOUSEPAD.
- l'échelle de comportement de la CERAD (Tariot *et al*, 1995).
- Le QDC, questionnaire de dyscontrôle comportemental [42].

Certaines échelles ont même été conçues pour des comportements spécifiques [29] :
- l'échelle d'agitation de Cohen-Mansfield (CMAI, Cohen-Mansfield Agitation Inventory) (Cohen-Manfield *et al*, 1989). Elle évalue 29 comportements d'agitation.
- la CSDD, Cornell Scale for Depression in Dementia (Alexopoulos *et al* 1988).
- Elle consiste en une échelle de 19 items dépressifs.
- l'EURO-D Scale for Depression.
- l'Apathie Inventory.

Ces outils sont basés sur trois approches possibles :
- l'autoévaluation,
- l'entretien avec les familles,
- et l'observation de professionnels.

Il s'agit le plus souvent d'hétéroévaluations effectuées par l'aidant principal. Il serait aussi utile d'obtenir l'appréciation du patient, ne serait-ce que pour avoir une idée du jugement qu'il porte sur ces troubles.

Le NPI, mis au point par Cummings *et al* en 1994, est une méthode d'évaluation des troubles psychocomportementaux rencontrés chez les patients présentant une démence de type Alzheimer basée sur l'utilisation d'un inventaire de symptômes. Le NPI est à l'heure actuelle un outil très largement utilisé et reconnu par la communauté scientifique comme étant de ceux permettant la meilleur reconnaissance de ces troubles [35]. Le NPI répertorie un large éventail de perturbations psychiatriques et comportementales dans 12 domaines ou dimensions qui doivent avoir été repérées par l'aidant au cours du dernier mois passé. Dans chaque domaine sont répertoriées environ neuf symptômes ou signes relatifs au domaine concerné.

La BEHAVE-AD a été mise au point afin d'évaluer les patients atteints de MA. Elle regroupe la recherche de délires, d'hallucinations, de troubles des activités, de trouble du cycle nycthéméral, de troubles affectifs et de troubles anxieux. Ces évaluations se font sur les réponses d'un aidant. Ses points faibles sont l'absence d'évaluation de la fréquence des symptômes, et l'absence d'items concernant la désinhibition, l'apathie, et les stéréotypies [29].

Enfin, il a été prouvé lors d'une étude comptant 110 patients atteints de MA, DMx, DCL et DFT, que l'actimétrie (graphique représentant les variations d'accélération d'un boitier-montre fixé au poignet du patient) est un outil permettant d'évaluer l'item agitation, puisqu'elle est corrélée significativement, de façon positive, avec la score CMAI [43].

A l'heure actuelle, il reste à développer des instruments spécifiques pour le domaine des hallucinations et des éléments délirants.

2. <u>Analyse utilisée dans la plupart des études</u>

Selon Schneider, un score NPI supérieur à 4 soit pour un item soit pour l'ensemble des 12 items indique un seuil au delà duquel le trouble est jugé comme cliniquement significatif et est utilisé comme un critère d'inclusion dans les essais thérapeutiques sur les SCPD [35].

Selon les critères de Mega *et al* [33], une aggravation des SCPD est définie par une augmentation de plus de 4 points du NPI (Δ-NPI), alors qu'une amélioration des SCPD est définie par une baisse de plus de 4 points du NPI (Δ-NPI).

Afin de définir le profil comportemental des patients, les items du NPI peuvent être regroupés en troubles comportementaux positifs (délire, hallucinations, agitation, anxiété, euphorie, désinhibition, irritabilité, vagabondage, troubles du rythme nycthéméral et troubles des conduites alimentaires), et en troubles comportementaux négatifs (dépression et apathie), ou bien plus précisément encore en facteurs comme nous allons le revoir tout de suite.

3. Résultats dans la Maladie d'Alzheimer

Dans l'étude REAL.FR portant sur 499 sujets alzheimériens, une analyse en composantes principales (ACP) est réalisée sur des sujets symptomatiques sur le plan psychocomportemental, c'est à dire ayant un score égal ou supérieur à 1 à l'un des dix items du NPI. Deux ACP sont réalisées lors de cette étude, la première portant sur les 255 sujets ayant un MMSE entre 11 et 20, la deuxième sur les 244 sujets ayant un MMSE compris entre 21 et 30 [31]. Pour chacune des populations les trois facteurs principaux sélectionnés correspondent aux trois premières valeurs propres pour un pourcentage de variance expliqué de 50 %. Une valeur seuil de 0,35 (valeur absolue) est choisie afin de retenir les variables comportementales comme influentes au niveau de chaque facteur. Cette méthode d'analyse permet des regroupements syndromiques plus stables, ce qui était rendu nécessaire par la variabilité des SCPD, dans leurs associations et au cours du temps. Une telle méthodologie n'est retrouvée que dans peu d'études.

Dans cette étude REAL.FR, l'apathie est le symptôme le plus fréquent quel que soit le niveau de détérioration cognitive considéré, suivi de l'anxiété et de la dysphorie. L'analyse de type ACP permet de retrouver que :

- pour un MMSE compris entre 11 et 20, la composante 1 (30,4 % de la variance) comprend les variables comportementales anxiété, irritabilité et dysphorie.
    - La composante 2 (13,8 % de la variance), désinhibition et dysphorie.
    - La composante 3 (10,6 % de la variance), agitation et hallucinations.
- pour un MMSE compris entre 21 et 30, la composante 1 (27,6 % de la variance) comprend les variables comportementales irritabilité, agitation et délire.
    - La composante 2 (13,2 % de la variance), dysphorie et anxiété.
    - La composante 3 (10,6 % de la variance), les hallucinations.

On remarque que dans cette étude, les troubles psychotiques (délire, hallucination), l'euphorie, les comportements moteurs aberrants (fugues, déambulations excessives) sont dans cette population nettement plus fréquents chez les patients les plus détériorés. L'apathie, l'anxiété, la dépression ont des taux de prévalence déjà élevés aux stades modérés, puis augmentent avec l'aggravation cognitive. Les chiffres en terme de fréquence dans cette étude ne sont pas concordants avec ceux de l'étude de Srikanth *et al* [34] par exemple.

Les grandes différences d'association entre gravité du déficit cognitif et fréquence des SCPD observés dans la littérature ne permettent pas de tirer de conclusions à ce jour. Il est probable qu'une meilleure connaissance de la physiopathologie des troubles de l'humeur et du comportement chez les sujets atteints de MA permettrait de clarifier leurs liens avec les troubles cognitifs.

4. Résultats dans les démences vasculaires et mixtes

Dans la démence vasculaire et dans les démences mixtes, les modifications de l'humeur et de la personnalité peuvent survenir plus précocement et être plus sévères que dans la maladie d'Alzheimer. La prévalence de la dépression varie selon les études de 8 à 66 %, avec une moyenne de 32 % [29].

Les éléments psychotiques sont fréquents dans les démences vasculaires. Les délires peuvent être retrouvés dans 8 à 50 % des cas, les hallucinations visuelles dans 13 à 25 % et les fausses reconnaissances délirantes dans 26 à 27 % des cas [29]. La prévalence moyenne des éléments psychotiques dans les démences vasculaires est évaluée à 46 %.

L'irritabilité est retrouvée dans 18 % des cas de démence vasculaire. L'instabilité psychomotrice dans 8 % des cas, et les comportements moteurs aberrants dans 7 % des cas [29].

L'anxiété peut varier de 71 % des cas de démence vasculaire à 19 % des cas, selon qu'il s'agit de séries de patients déments vasculaires hospitalisés ou en population générale [29].

5. Résultats dans la démence à corps de Lewy

Les manifestations psychiatriques sont fréquentes dans la démence à corps de Lewy, principalement les hallucinations visuelles, les éléments délirants, l'apathie et l'anxiété. Elles surviennent généralement de façon précoce au cours de la maladie, et peuvent être le motif de consultation initiale. Elles tendent à persister au cours de l'évolution.

Ainsi, dans la démence à corps de Lewy, les patients ont un score plus élevé dans l'item hallucinations sur la BEHAVE-AD par rapport aux autres démences (MA, DVa, DFT), ce qui est dû à l'importance des hallucinations visuelles essentiellement.

Comparativement à la maladie d'Alzheimer, les patients présentent moins de troubles de l'activité, comme le reflète un score à la BEHAVE-AD plus faible dans l'item trouble des activités, ainsi qu'un score meilleur à l'item comportement physique non-agressif de la CMAI [21].

Les symptômes psychotiques sont si fréquents dans la démence à corps de Lewy qu'ils peuvent atteindre 70 % des cas [40]. Ces symptômes sont principalement à type d'hallucination visuelle (25 à 83 % des patients, mais dans la plupart des études un chiffre supérieur à 50 % est retrouvé [42]), nous l'avons vu, mais aussi auditives. Ils sont parfois associés à un état délirant (13 à 75 % des patients [42]) susceptible de retentir douloureusement sur les patients, et nécessitant une action thérapeutique. Il est clairement montré qu'il existe une association entre les divers symptômes psychotiques (hallucinations visuelles, confabulation, hallucinations auditives) au cours de la démence à corps de Lewy [13]. Comme nous l'avons vu, la majorité des patients ayant des hallucinations auditives sont des phénomènes accompagnant des hallucinations visuelles (épiphénomène).

D'un point de vue pronostique, il est intéressant de noter que les patients qui ont des symptômes psychotiques, notamment des hallucinations visuelles, voient leur déclin cognitif évoluer deux à trois fois plus vite que ceux qui n'en n'ont pas [13].

L'importance des symptômes psychiatriques dans la phénoménologie clinique de la démence à corps de Lewy est telle que des éléments du NPI (hallucination, délire, apathie, et dépression) furent utilisés comme critères d'évaluation de l'efficacité du traitement de la DCL lors de la première étude contrôlée en double aveugle contre placebo [3].

Les symptômes neuropsychiatriques de la démence à corps de Lewy les plus visés par un traitement sont donc les hallucinations visuelles, les délires, les fausses reconnaissances (« delusional misidentification »), l'apathie, l'anxiété et la dépression.

La fréquence des éléments anxieux est similaire à celle retrouvée dans la maladie d'Alzheimer [29].

Si la fréquence de la dépression varie de 14 à 50 %, avec une moyenne retrouvée d'environ 30 %, il est à noter que l'agitation n'a pas été aussi bien évaluée que les autres SCPD dans les études [29].

Enfin l'on retrouve dans la démence à corps de Lewy comme dans d'autres synucléinopathies des troubles du comportement durant les phases de sommeil paradoxal (perte de l'atonie musculaire squelettique axiale durant la phase de sommeil paradoxal avec forte activité motrice) [29].

6.   Résultats dans la démence fronto-temporale

La Middelheim Frontality Score (MFS) est une échelle d'évaluation clinique comportementale qui mesure des symptômes frontaux. Il a été prouvé par De Deyn *et al* qu'elle permet une discrimination fiable entre DFT et MA [44].

Dans leur étude Engelborghs *et al* ont évalué des patients MA, DMx, DCL et DFT à l'aide des échelles MFS, BEHAVE-AD, de la Cohen-Mansfield Agitation Inventory et de la Cornell Scale for Depression in Dementia. Les résultats significatifs sont les suivants : si les troubles des conduites et l'agressivité sont retrouvés chez 80 % des patients MA et DMx, les hallucinations chez 80 % des patients DCL, dans la démence fronto-temporale c'est l'apathie qui est plus fréquente de manière significative (70 % des patients DFT), alors que délires et hallucinations sont significativement plus rares. De plus, dans la démence fronto-temporale, les patients ont un score MFS total plus élevé que dans les autres démences [21].

Selon les études, la fréquence de la dépression dans les SCPD peut varier dans un rapport de 1 à 4 (21 % dans l'étude de Pasquier *et al*, 80 % dans l'étude de Brunel *et al*) [37].

VII. SCPD SELON LES STADES DE LA DEMENCE

La sévérité des SCPD augmente, dans la MA, la DVa et la DMx, au fur et à mesure que le déclin cognitif se développe [45]. Elle peut être mesurée par l'échelle CDR (Clinical Dementia Rating scale).

Dans l'étude de Srikanth *et al*, il ressort que :

- Dans le groupe maladie d'Alzheimer, il existe une relation significative entre les scores CDR (Clinical Dementia Rating Scale) et le score NPI pour les domaines suivants : score NPI total, agitation et désinhibition. Ces derniers scores augmentent lorsque l'on passe du stade CDR1 (n=16) au stade CDR2 (n=26).
- Dans le groupe démences vasculaires, il existe une relation significative entre les scores CDR et le score NPI pour les domaines suivants : score NPI total, agitation et désinhibition, irritabilité et troubles du rythme nycthéméral. Ces derniers scores augmentent lorsque l'on passe du stade CDR1 (n=18) au stade CDR2 (n=13).
- Pour ces deux groupes, les résultats concernant les items anxiété, apathie, dépression, délire et hallucination n'étaient pas significativement modifiés entre les stades CDR1 et CDR2.
- Il n'a hélas pas fait d'étude pour la démence fronto-temporale en fonction du stade CDR, probablement car sa cohorte était trop faible.

Dans l'étude REAL.FR :

- les troubles psychotiques (délire, hallucination), l'euphorie, les comportements moteurs aberrants (fugues, déambulations excessives) sont nettement moins fréquents chez les sujets peu détériorés,
- l'apathie, l'anxiété, la dépression ont des taux de prévalence déjà élevés aux stades modérés et qui augmentent avec l'aggravation cognitive [31].

Il en ressort que les symptômes psychotiques sont associés à des stades sévères de l'affection, que les symptômes anxiodépressifs surviennent dès les stades précoces voire précliniques.

Il est intéressant de constater que l'apathie et des symptômes affectifs tels que la dépression ou l'anxiété sont les plus fréquents quel que soit le stade évolutif de la maladie d'Alzheimer.

Quelque soit le type de démence, le score NPI moyen croit avec le stade de sévérité cognitive de la démence [25, 31, 34].

Dans l'étude REAL-FR, des SCPD sont observés chez 92,5 % des patients ayant un MMSE compris entre 11 et 20, et chez 84 % des patients ayant un MMSE compris entre 21 et 30. 62,6 % des patients MA ayant un MMSE entre 21 et 30, et 53,8 % des patients MA ayant un MMSE entre 11 et 20 à l'entrée dans l'étude ont présentés un score NPI total plus élevé après 1 an de suivi [31].

La fréquence des SCPD augmente généralement avec l'aggravation cognitive comme nous venons de le voir, et pratiquement tous les patients les plus détériorés présentent au moins un trouble du comportement ou de l'humeur.

Il existe donc des données préliminaires sur l'évolution dans le temps des SCPD. Ainsi, il faut souligner que les SCPD, et tout particulièrement la symptomatologie thymique/dépressive pourraient être des manifestations précoces de la maladie d'Alzheimer ou du déficit cognitif léger [32]. Ceci est déjà bien établi pour la démence fronto-temporale.

Dans l'étude MAASBED (Maastricht Study of Behavior in Dementia), sur une durée de 2 ans, portant sur 200 patients suivis pendant 6 mois, 95 % des patients ont développés un SCPD ou plus au cours de la maladie. Les troubles de l'humeur étaient les problèmes les plus fréquents. Le niveau de dépression diminuait, et le niveau d'apathie et de comportements moteurs aberrants augmentait durant le suivi [32].

On peut noter, d'un point de vue purement biologique, que certaines études portant sur des sujets alzheimériens retrouvent une corrélation entre le stade de la maladie et la concentration d'Aβ(1-42) dans le LCR. Le niveau d'Aβ (1-42) céphalorachidien reflèterait le stade de la maladie, un niveau d'autant plus bas que les troubles cognitifs sont sévères au MMSE, HDS et BNT. Cependant certaines études discordantes émettent des réserves sur ce résultat [21]. Il en va de même des études qui se sont intéressées au stade de la démence d'Alzheimer et à la concentration de protéine tau dans le LCR, ainsi que des protéines tau phosphorylées (P-tau231 et P-tau181).

Ce lien entre les biomarqueurs et le stade de sévérité de la démence n'a pas été suscité pour les démences vasculaires, la démence à corps de Lewy ou la démence fronto-temporale [21].

VIII.   APPORTS DES SCPD AU DIAGNOSTIC DE DEMENCE

La connaissance de profils neuropsychiatriques dans les démences neurodégénératives est plutôt limitée. Mais des études prospectives commencent à être publiées, afin de permettre à l'évaluation psychique et comportementale d'aider au diagnostic des types de démence [38]. Par exemple, comparé aux autres démences, les hallucinations sont un item assez discriminant pour la démence à corps de Lewy [38].

Dans une étude portant sur 98 patients déments, Srikanth *et al* (2005) ont pu établir des profils de SCPD, à l'aide du NPI à 12 items, permettant de différencier cliniquement les démences de type Alzheimer, de type vasculaire, ou de type fronto-temporale, ce qu'ont confirmé les études de Engelborghs *et al* [21]. Les items désinhibition, comportement moteur aberrant et troubles de l'appétit et des conduites alimentaires peuvent de façon fiable différencier la démence fronto-temporale des démences de type Alzheimer et de type vasculaire [34]. Ils sont en effet nettement plus importants en cas de démence fronto-temporale. L'item le plus spécifique est celui des troubles des conduites alimentaires et de l'appétit, qui n'est retrouvé ni dans les démences vasculaires ni la maladie d'Alzheimer. On notera par ailleurs que tous les scores NPI sont plus élevés dans la démence fronto-temporale, hormis l'item hallucination. Cependant ces résultats sont obtenus à partir d'études en moyenne de groupe. Or le groupe des démences vasculaires est hétérogène, car composé de localisations différentes ; et il n'est pas fait état d'études en fonction de la localisation (frontale, pariétale….) des démences vasculaires.

L'exemple de profil psychocomportemental le plus saillant reste cependant le cas de la démence fronto-temporale : les changements dans le comportement et la personnalité forment son empreinte. Les patients alzheimériens peuvent également présenter des modifications du comportement, mais les troubles du comportement de la MA diffèrent de ceux de la DFT, et surviennent plus tard dans l'évolution de la maladie. Dans la DFT, le profil NPI diffère fortement de celui de la MA, avec des scores aux sous-items apathie, troubles du comportement moteur aberrant et troubles des conduites alimentaires beaucoup plus élevés dans la DFT. Certaines perturbations non présentes dans le NPI sont également plus fréquentes dans la DFT : stéréotypies, activités compulsives et impatiences [16].

Ces différences de profil peuvent être dues à l'atteinte cérébrale en dehors des circuits frontaux et sous-corticaux (donc à une atteinte plus importante des régions corticales postérieures) dans les démences vasculaires comparées à la démence fronto-temporale, créant pour les démence vasculaire une affinité de profil avec les dysfonctions globales de la maladie d'Alzheimer plutôt qu'avec les dysfonctions circonscrites aux régions cérébrales antérieures de la démence fronto-temporale.

Ainsi les profils de SCPD, ou profils neuropsychiatriques des démences de type Alzheimer et de type vasculaire sont similaires. Seule l'item dépression présente une différence significative entre MA et DVa, cet item étant plus fréquent dans la MA que dans la DVa. Il est possible que l'association de pathologies mixte dans les cohortes de Ma et de DVa contribuent à obtenir un lissage des différences. Qui plus est, des mécanismes physiopathologiques partagés entre MA (apoptose des cellules du noyau basal de Meynert, la source principale d'afférence cholinergique du néocortex) et la DVa (infarctus ou ischémie des voies cholinergiques), qui aboutissent à une baisse des flux cholinergiques dans les cortex associatifs, pourraient mener à un profil cognitif et neuropsychiatrique similaire. L'effet bénéfique des inhibiteurs de l'acétylcholinestérase dans les démences vasculaires renforce cette hypothèse.

Il existe en revanche un phénotype de MA, le variant frontal de la MA (vf-MA), caractérisé par un trouble dysexécutif. Les profils neuropsychologiques de DFT et de vf-MA se recouvrent et ne permettent pas de classer le patient dans un type précis, avec toutes les implications thérapeutiques que cela engendre. Johnson *et al* [46] ont également essayé de dégager des profils de SCPD discriminants à l'aide du NPI. Ils notent chez les patients DFT (n = 20) (dont la moyenne d'âge est plus faible que celle des patients MA [n = 17] et vf-MA [n = 27]) que les scores NPI sont significativement plus élevés sur les items désinhibition, apathie, comportement moteur aberrant et troubles des conduites alimentaires. A contrario, il n'y avait pas de différence significative sur les scores NPI entre sujets MA et sujets vf-MA.

Cela nous permet donc de conclure que, dans les stades précoces de la démence, les patients vf-MA ont un profil neuropsychiatrique plus proche de celui des patients MA typiques (Cf. statistiques citées ci-dessus) que des patients DFT. Ainsi, le NPI est un outil aidant pour différencier les patients vf-MA des patients DFT lorsque l'examen neuropsychologique ou l'imagerie ne le permettent pas.

IX. CONSEQUENCES DES SCPD

Les SCPD sont fréquemment observés chez les sujets déments et sont source de stress importants pour l'aidant. Malgré l'existence de possibles interventions thérapeutiques appropriées, les SCPD sont parmi les facteurs les plus prédictifs d'une institutionnalisation du sujet dément [13, 34].

Les SCPD suscitent donc un intérêt croissant parce qu'ils occasionnent une part importante de la souffrance des patients et des aidants, parce qu'ils conditionnent le mode de vie du patient et son parcours de soin. Les SCPD sont responsables d'une institutionnalisation plus précoce, d'une perte de capacité et d'autonomie, d'une diminution de la qualité de vie pour le patient et l'aidant, et d'un coût financier significatif [33].

Dans l'étude REAL.FR sur des sujets alzheimériens, les aidants des patients ne présentant pas de SCPD ont un score significativement moins élevé à l'échelle de Zarit (échelle qui permet d'évaluer la charge pour l'aidant) que les sujets des autres groupes [31].

Les aidants courent un risque élevé de présenter des symptômes anxieux et dépressifs, retrouvés dans 14 à 47 % des cas [25]. La charge de l'aide prodiguée peut également avoir un impact sur la santé physique, en accentuant les vulnérabilités préexistantes génétiques ou acquises de l'aidant. La survenue de troubles du comportement chez le patient augmente en particulier l'incidence des maladies cardiovasculaires chez l'aidant [31]. Les risques de morbidité encourus sont réduits de manière significative lorsque les aidants informels se sentent soutenus [25].

Certains troubles peu fréquents (errances excessives, symptômes psychotiques, agressivité) ont un retentissement majeur sur l'aidant, alors que des troubles parmi les plus fréquents (apathie, dépression, anxiété) peuvent être longtemps sous-estimés et mieux tolérés par l'entourage [25]. L'étude REAL.FR retrouve que chez les patients alzheimériens avec un MMSE entre 11 et 20, les sujets présentant le facteur 1 vu précédemment (anxiété, irritabilité, dysphorie) et les sujets présentant le facteur 3 (agitation, hallucination) ont un score à l'échelle de Zarit (échelle de fardeau pour l'aidant) significativement plus élevé que les sujets ne présentant pas de SCPD, ce qui ne ressort pas de l'analyse statistique pour le facteur 2 (désinhibition et euphorie) .

L'étude MAASBED a montré qu'un comportement passif (par exemple apathique) plutôt qu'excessif avait un impact plus fort sur la détérioration des relation maritales [32]. Ainsi, certains SCPD sont mieux perçus ou tolérés par l'aidant, notamment des éléments thymiques hauts plutôt que bas ou que des éléments psychotiques.

Dans la DCL, les troubles du sommeil pourraient contribuer aux fluctuations typiques de cette maladie, notamment la fluctuation des résultats lors de la passation des examens neuropsychologiques, compliquant l'évaluation des patients [3]. La présence de symptômes psychotiques est fortement associée à l'admission en institution [13].

PHYSIOPATHOLOGIE

I. GENERALITES

Les déterminants neurobiologiques et physiopathologiques des SCPD ne sont que partiellement compris. Il a pu être démontré que les facteurs suivants peuvent être impliqués dans leur genèse : sévérité et type de la démence, facteurs interpersonnels (stress de l'aidant, réseau relationnel et social pauvre), médicaments (benzodiazépines, anticholinergiques…), maladies somatiques (maladie inflammatoires, douleur…) et facteurs environnementaux (changement de résidence, hospitalisation…) [33].

Les facteurs qui aggravent ou déclenchent les signes psychiques et comportementaux des déments incluent des demandes excessives, des stimuli trop importants, des stress physiques tels une pathologie aiguë, un traitement, une douleur.

1. Aidant

Lorsqu'un sujet dément présente brutalement des signes comportementaux ou psychiques bruyants, les demandes de son environnement ou la pression des stimuli est souvent en cause [1]. Ainsi les facteurs environnementaux jouent sans aucun doute un rôle déterminant dans le déclenchement de certains symptômes comportementaux du sujet dément, en particulier l'agitation.

Des différences d'attitude des aidants/soignants vis à vis des SCPD des sujets déments influence la variabilité de ces SCPD [32]. Les caractéristiques des aidants (sexe, éducation, personnalités…) peuvent agir sur les SCPD des déments. Plusieurs études suggèrent que les aidants qui utilisent des stratégies inappropriées favoriseraient le développement d'éléments délirants, d'agressivité et de comportements hyperactifs [32].

2. Milieu de vie

Un milieu inadapté sur le plan de l'aménagement spatial peut contribuer à l'apparition de SCPD ou les aggraver [25]. Ainsi il paraît important de pouvoir laisser les patients déambuler librement, de les aider à s'orienter dans l'espace, avec des lignes de couleur au sol, leurs noms inscrits en gros caractères sur leur chambre, des variations de luminosité (du sombre au clair) pour les empêcher d'aller à certains endroits de façon naturelle, un cadre calme, etc.

Les études abordant l'efficacité des approches non pharmacologiques (musique, lumière, niveau de stimulation) ont pu mettre en évidence l'importance des conditions environnementales sur le comportement du sujet dément. Dans les maisons de retraite, des stimulations auditives et verbales adaptées diminuent les comportements d'agitation et d'agressivité des patients déments ; et un agencement spécifique des unités pour patients déments pourrait diminuer les hallucinations, la désorientation et l'anxiété [33].

3. Température

L'impact des conditions climatiques et de la température a été étudié. D'abord chez des sujets intacts de trouble cognitif, atteint de trouble affectif saisonnier, il apparaissait qu'une chaleur et une humidité excessives étaient les deux facteurs environnementaux influençant le plus l'humeur et le comportement des membres d'une maisonnée, et que le trouble affectif saisonnier était corrélé positivement avec la température. Partant de cette étude, Cornali *et al* (2004) se sont intéressés à l'effet de la température sur des patients atteints de troubles cognitifs dans une étude comportant 25 patients déments (toutes démences incluses) hospitalisés en unité spécialisée. Il en ressort que la plus forte prévalence d'aggravation des SCPD se trouvait dans le groupe hospitalisé lorsque les températures étaient les plus élevées. A l'opposé, les patients ayant présenté une amélioration ne se retrouvaient que dans le groupe hospitalisé lors de températures climatiques plus basses. En intégrant toutes les variables, cliniques et environnementales, Cornali *et al* ont montré que seule la température extérieure était corrélée avec le Δ-NPI. L'étude ne rentre hélas pas dans le détails des items du NPI concernés.

Une température extérieure élevée peut donc avoir un impact négatif sur le comportement d'un patient dément. Une des explications pourrait être l'inconfort causé. En effet, il a été démontré que l'agitation peut être liée à des besoins insatisfaits, un seuil de tolérance au stress diminué, ou un inconfort physique [33]. Une autre explication est que l'augmentation de la température externe s'accompagne d'une augmentation de la température centrale, facteur de stress au vu du dérèglement des mécanismes de thermorégulation des sujets âgés.

4. Douleur

Des études sur la détection de la douleur ont révélé que l'expression du visage, les mouvements corporels, l'activité quotidienne et les modifications comportementales étaient associées à la présence de douleur chez les patients atteints de troubles cognitifs [33].

5. Troubles psychiatriques prémorbides

Dans une étude portant sur 99 patients déments hospitalisés en unité de court séjour Alzheimer, évalués par un score NPI, MMSE, ainsi que sur leur antécédents somato-psychiatriques et la recherche d'un trouble de la personnalité antérieur selon le DSM IV, il ressort que 67 % présentaient un trouble antérieur de la personnalité. Chaque trouble de la personnalité modifiait la typologie des SCPD. Ce trouble antérieur de la personnalité pourrait-il être la manifestation prodromique d'une atteinte cognitive ? Il ressort également que l'existence d'antécédents psychiatriques favorise certains SCPD [47]. Les études ne répondent pas à la question précédente, tant sur le problème du trouble antérieur de la personnalité que sur celui des antécédents psychiatriques.

6. Données paracliniques

Les avancées en biologie moléculaire des maladies neurodégénératives peuvent associer des symptômes comportementaux avec des anomalies du métabolisme protéinique [32]. Mais les données biologiques ne permettent pas à elles seules de distinguer les SCPD [32].

Une déficience dopaminergique est observée dans l'ensemble des démences dégénératives, à des degrés d'intensité et selon des mécanismes divers. La perte d'initiative et de la motivation, dont la traduction comportementale est l'apathie, a été mise en relation avec l'atteinte des circuits dopaminergiques se projetant sur les aires préfrontales [48]. Des altérations fonctionnelles à différents niveaux des circuits fronto-sous-corticaux ont pu être mis en évidence et sont associées à des syndromes comportementaux spécifiques. Des études en imagerie cérébrale ont aussi montré que la présence de symptômes comme l'agitation et l'agressivité, le délire ou l'apathie étaient associés à une hypoperfusion plus importante dans les régions frontales [25]. Par exemple, il existe une relation entre l'apathie, une réduction de l'activité noradrénergique et dopaminergique et l'hypofonctionnement des régions cingulaires [25].

En effet, deux études, l'une menée par PET et l'autre par SPECT confirment l'implication du cortex cingulaire antérieur et des structures fronto-sous-corticales associées chez les patients déments apathiques [32].

Dans leur étude, Engelborghs *et al* (2006) ont étudié les caractéristiques neuropsychologiques et comportementales de différents types de démences (MA, DVa, DCL, DFT), en fonction du dosage de biomarqueurs présents du liquide céphalorachidien : $A\beta(1-42)$, tau, et P-tau181. Aucune corrélation entre ces éléments n'a pu être mise en évidence dans le cadre de la démence fronto-temporale ou de la démence à corps de Lewy. Dans la maladie d'Alzheimer, le niveau de protéine $A\beta$ $(1-42)$ dans le LCR est associé positivement avec les scores MMSE, et négativement avec l'item agressivité de la BEHAVE-AD. Dans la démence vasculaire, le niveau de protéine $A\beta(1-42)$ dans le LCR est corrélé positivement avec le score MMSE, HDS et BNT. Aucune corrélation avec une échelle comportementale ne ressort.

Les calculs de corrélation entre les échelles comportementales, de même que les échelles cognitives et les biomarqueurs céphalorachidiens nous donnent des coefficients de corrélation faibles qui pourraient embarrasser l'interprétation des

52

résultats. Une explication pourrait être que ces corrélations n'existeraient que chez des patients présentant des sous-types phénotypiques spécifiques (restant à identifier) et que rassembler ces phénotypes différents dans les études masquerait les associations existantes.

Engelborghs *et al* ont exploré également l'effet de la vitamine B12 et des folates sur les SCPD dans la maladie d'Alzheimer et la démence fronto-temporale. Il n'existe aucun lien chez les patients MA entre les SCPD et les concentrations plasmatiques de folate et B12. A contrario, dans la DFT, une concentration plasmatique de vitamine B12 est corrélée négativement avec les hallucinations et les troubles du rythme nycthéméral [49]. On remarquera que dans ces deux groupes de démence, il existe une association négative entre les dosages de B12 et folates et le niveau de détérioration cognitive.

Toujours dans une étude de Engelborghs *et al*, cherchant un lien entre les allèles de l'ApoE et les SCPD chez des sujets (MA, DMx, DFT, DCL et démence parkinsonienne –DP), il a été retrouvé que l'ApoE a un effet spécifique chez les sujets DFT et DCL/DP. Dans la DFT, il existe une association entre l'item agression et l'allèle ε4 de l'ApoE. Dans la DCL et la DP, il existe une association entre l'item délire et l'allèle ε2 de l'ApoE [50].

Les SCPD ont donc une origine multifactorielle. Ils peuvent être déterminés par des facteurs génétiques, neurobiologiques, psychodynamiques ou socio-environnementaux.

II. NEUROPHYSIOPATHOLOGIE DANS LA MALADIE D'ALZHEIMER

Une interruption progressive des circuits cholinergiques cortico-sous-cortico-frontaux impliqués dans les processus de régulation des émotions, et d'adaptation comportementale aux messages environnementaux, qui occasionne une désafférentation frontale, serait à la base de la théorie cholinergique des symptômes neuropsychiatriques de la maladie d'Alzheimer. Certains symptômes psychocomportementaux de la maladie d'Alzheimer constituent alors une cible symptomatique des inhibiteurs de l'acétylcholinestérase.

1. Apathie

L'analyse par Robert *et al* de deux études récentes (l'une par PET l'autre par SPECT) portant sur des sujets alzheimériens sans et avec apathie a pu mettre en évidence une hypoperfusion du cortex cingulaire antérieur chez les sujets apathiques. En étudiant des sujets alzheimériens apathiques comparés à des sujets sains, il apparaît une hypoperfusion dans le cortex cingulaire antérieur gauche, dans les gyri frontaux inférieur et médian droits, ainsi que dans le gyrus orbitofrontal gauche [32].

Les potentiels cognitifs liés aux événements sont un outil tâche-dépendant qui explore les modifications fonctionnelles spécifiques lors de tâches cognitives. Les potentiels évoqués (PE) exogènes dépendent principalement des caractéristiques physiques des stimulations. L'ensemble des PE dépendant non plus simplement des caractéristiques physiques du stimulus, mais bien de réactions du sujet face à la stimulation sont regroupés sous ce terme de PE cognitifs ou PE endogènes. Parmi les PE endogènes, l'onde P300 est la plus étudiée dans les démences. Le principe consiste à présenter au sujet une séquence de deux types de stimuli, l'un survenant fréquemment, l'autre rarement. Le choix de la probabilité d'occurrence des stimulations rares dépend de deux paramètres : une diminution de la probabilité d'occurrence du stimulus rare augmente l'amplitude de la P300 mais implique, à nombre égal de traces intervenant dans le moyennage en vue de l'obtention de la réponse aux stimulations rares, l'application d'un plus grand nombre total de stimulations et, dès lors, un accroissement des phénomènes d'habituation et de probabilité de relâchement de l'attention. Un nombre total de 200 stimulations avec une probabilité d'occurrence de la stimulation rare de 20 % (ce qui implique 40 trace en vue de l'obtention de la P300) semble constituer un bon compromis. Stimulations fréquentes et rares sont présentées selon une séquence pseudo aléatoire, on s'assure que deux stimulations rares ne surviennent jamais successivement. Supposons que l'on présente un ensemble de tonalités constituées d'une part de stimuli à 1000 Hz présentés dans 90 % des cas, et d'autre part de stimuli à 1500 Hz présentés dans 10 % des cas. Le sujet doit réaliser une tâche (par exemple lever la main ou compter) chaque fois que survient le stimulus à 1500 Hz. Les deux types de stimuli donnent lieu à des PEA exogènes tardifs N1 et P2. La stimulation rare donne lieu, de surcroît, à une onde positive de grande amplitude (pouvant atteindre 20 μV) et d'un temps de latence de l'onde de 300 ms : la P300.

Une diminution de l'attention portée aux nouveaux événements est reflétée par une réduction de l'amplitude du potentiel évoqué P300 dans la maladie d'Alzheimer légère. Cette modification de la réponse P300 prédit une diminution de l'attention aux nouveaux stimuli, mais est également associée à l'apathie [32]. Ceci reste en accord avec les profils neuropsychologiques qui indiquent, chez les patients alzheimériens apathiques une moindre performance dans le domaine de l'attention multiple (« divided attention ») en comparaison de sujets alzheimériens non apathiques.

2. Dépression

Les flux sanguins cérébraux et les activités métaboliques cérébrales étudiés en PET et en SPECT sont diminués chez les patients alzheimériens déprimés versus non-déprimés, et ce dans les régions suivantes : régions frontale, temporale et pariétale.

Il a également été mis en évidence, dans la maladie d'Alzheimer, un lien entre une leucoaraïose visible en IRM cérébrale, et la présence d'idées suicidaires et d'une mauvaise estime de soi [32].

Les patients alzheimériens déprimés ont une perte cellulaire plus importante au niveau du locus cœruleus, et ont également une diminution des sites corticaux de recapture de la sérotonine comparativement aux sujets alzheimériens non-déprimés [32].

3. Symptômes psychotiques

Dans l'étude REAL.FR, les sujets présentant le facteur 3 (hallucinations) sont significativement plus âgés que les sujets des autres groupes [31].

Les études par SPECT et par PET comparant des sujets alzheimériens sans et avec symptômes psychotiques mettent en évidence une réduction de la perfusion dans les lobes frontaux et temporaux en cas d'éléments psychotiques [32].

Forstl *et al* (1994) ont remarqué que les fausses reconnaissances (« delusional misidentification ») chez les patients alzheimériens aux stades modérés à sévères étaient associées à une atrophie frontale et temporale droite plus marquée sur les tomodensitométries cérébrales.

Il est possible que certains des éléments délirants soient dus directement ou indirectement aux troubles mnésiques, mais également à l'agnosie et à l'anosognosie.

Geroldi *et al* ont montré que chez les patients alzheimériens aux stades légers présentant un délire, il existe une asymétrie (avec une atteinte plus importante à droite qu'à gauche) dans l'atrophie des cornes temporales (« temporal horns »), suggérant que les patients alzheimériens avec une atteinte prédominante du lobe temporal droit pourraient être plus enclins à développer des éléments délirants [32].

Sur le plan EEG (chez l'adulte sain), on distingue quatre fréquences exprimées en hertz (Hz) ou cycles/seconde (c/s) : activité δ au dessous de 4 Hz, θ de 4 à 8 Hz, α de 8 à 13 Hz, et β au dessus de 13 Hz. A l'état de veille, les activités EEG normales de l'adulte au repos sont les rythmes α et β. Le rythme α (sinusoïdal) souvent symétrique est recueilli sur les régions pariéto-occipitales les yeux fermés. Il disparaît à l'ouverture des yeux (réaction d'arrêt visuel). Les rythmes β sont recueillis sur les régions fronto-centrales, les yeux ouverts. Pendant le sommeil de l'adulte normal, au stade 1 (endormissement) il y a diffusion et ralentissement du rythme α, remplacé par une activité β. Aux stades 2, 3 et 4 apparaissent des figures physiologiques (complexes K et ondes σ au stade 2), avec des ondes δ dont la proportion augmente respectivement à moins de 20 %, 20 à 50 %, et plus de 50 % du tracé EEG. Au cours de la MA, on note un ralentissement du rythme α qui devient non réactif et l'apparition des rythmes δ − θ diffus. L'analyse spectrale des patients alzheimériens présentant des symptômes psychotiques (délire ou hallucination), comparativement à ceux sans symptômes psychotiques (indépendamment de la sévérité) met en exergue

56

une augmentation de l'activité δ et θ, suggérant un degré supplémentaire dans le dysfonctionnement cérébral.

Les symptômes psychotiques sont associés avec l'augmentation de la densité des plaques séniles et des neurofilaments (« neurofibrillary tangles ») dans le prosubiculum à la base du gyrus denté et dans le cortex frontal médian ; et avec une diminution du nombre de neurones dans les régions parahippocampiques.

Une augmentation des récepteurs cholinergiques muscariniques de type M2 a également été retrouvée dans les cortex frontaux et temporaux des patients alzheimériens présentant des symptômes psychotiques.

4. Agitation et agressivité

Une étude par SPECT comparant des sujets alzheimériens agressifs à des patients alzheimériens non-agressifs a pu montrer une hypoperfusion du cortex temporal antérieur gauche dans le groupe agressif [32].

Une réduction du taux de sérotonine et de ses métabolites a été retrouvée dans les lobes frontaux de patients alzheimériens ayant des comportements agressifs.

Dans l'étude de Engelborghs *et al* (2006), il a été mis en évidence une corrélation négative hautement significative entre le taux d'Aβ $_{(1-42)}$ céphalorachidien et l'item agressivité de l'échelle NPI au cours de la maladie d'Alzheimer. Etant donné que le taux d' Aβ $_{(1-42)}$ céphalorachidien est corrélé négativement avec l'atteinte amyloïdienne du SNC des patients alzheimériens, et que des altérations de l'activité des neurotransmetteurs sont associées aux SCPD, on peut émettre l'hypothèse qu'un taux élevé d' Aβ $_{(1-42)}$ céphalorachidien reflète des lésions neuropathologiques alzheimériennes plus prononcées touchant plusieurs neurotransmetteurs des noyaux cérébraux, conduisant à des modifications de l'activité de ces neuromédiateurs.

On pourrait penser que cette association est à mettre sur le compte du lien connu entre la sévérité de démence mesurée par le MMSE et l'item agressivité de la BEHAVE-AD. Or cette même sévérité est liée à plusieurs autres types de SCPD (comme les symptômes frontaux) sans qu'une telle association avec lesdits biomarqueurs n'ait pu émerger.

Tekin *et al* (2001) ont mis en évidence que le nombre de neurofilaments est plus élevé dans les régions orbitofrontale et cingulaire antérieure chez les patients alzheimériens présentant des comportements d'agitation.

Le déficit cholinergique paraît plus sévère chez les patients alzheimériens agités, de même la perte cellulaire paraît plus importante dans la partie rostrale du locus cœruleus chez ces patients [32].

5. Troubles du sommeil

On connaît l'implication du système cholinergique dans la régulation du cycle veille sommeil, et l'atteinte de ce système de neurotransmetteurs pourrait entre autre expliquer les troubles du rythme nycthéméral. Il existe des preuves préliminaires selon lesquelles les troubles du cycle veille sommeil dans la maladie d'Alzheimer (impatience et agitation nocturne, suivies d'un ralentissement psychomoteur et d'une somnolence diurne) pourraient être différents de ceux observés dans d'autres types de démence, notamment seraient plus importants durant les mois d'hiver [32]. Les données sont encore parcellaires à ce sujet.

III. NEUROPHYSIOPATHOLOGIE DANS LES DEMENCES VASCULAIRES

Les territoires concernés dans les démences vasculaires sont nombreux, rendant ce groupe de démence très hétérogène. Leur étude pourrait constituer un autre travail à lui seul.

Néanmoins, il semble important de souligner que l'agressivité verbale ou gestuelle peut aussi être une des manifestations des accidents vasculaires cérébraux : les conduites d'irritabilité et de violences seraient plus fréquentes au cours des atteintes de l'hémisphère gauche et seraient favorisées par leur proximité du pôle frontal et la sévérité du déficit cognitif [6].

La dépression, ainsi que l'apathie sont associées avec les démences vasculaires affectant les structures sous-corticales [29].

Il a été également rapporté une association entre l'existence d'une dépression et une atteinte sévère des vaisseaux de petit calibre (hyalinose, ...) dans les démences vasculaires [29].

IV. NEUROPHYSIOPATHOLOGIE DANS LA DEMENCE A CORPS DE LEWY

Dans la démence à corps de Lewy, comme dans la maladie d'Alzheimer, un déficit cholinergique très prononcé est corrélé au déficit cognitif et à certaines perturbations comportementales comme l'apathie, le délire, les hallucinations, l'agressivité et l'agitation [25, 29]. L'efficacité des traitements cholinergiques sur certains SCPD et notamment l'apathie renforce cette hypothèse. Des différences dans l'expression de récepteurs cholinergiques dans les différentes régions corticales pourraient refléter l'association entre différents symptômes cliniques et composantes neuropathologiques de la maladie.

Il existe deux groupes de récepteurs à l'acétylcholine : les récepteurs nicotiniques et les récepteurs muscariniques.

Parmi les récepteurs nicotiniques, on distingue ceux fixant les agonistes nicotiniques (associés à la sous-unité $\alpha 4\beta 2$) et ceux fixant un antagoniste, l'α-bungarotoxine - αBGT (associés à la sous-unité $\alpha 7$). Dans la démence à corps de Lewy, comparativement aux sujets âgés sains, il existe une diminution de la fixation des agonistes nicotiniques ($[^3H]$epibatidine et $[^3H]$nicotine) dans le cortex pariétal et les formations hippocampiques, associée à une diminution de la fixation de l' αBGT ($[^{125}I]$ αBGT) dans le gyrus frontal médian ; et une diminution isolée de la fixation de l' αBGT dans le noyau thalamique réticulé [13]. Les patients qui présentent des hallucinations visuelles ont un taux de fixation de l'$[^{125}I]$ αBGT plus faible (31 % de moins) que ceux qui n'en présentent pas, dans les aires BA 20 et 36 du cortex temporal. Il en est de même pour l'item confabulation, mais la baisse est plus importante dans l'aire BA 36 pour les hallucinations visuelles, et plus importante dans l'aire BA 20 pour les confabulations. L'item hallucinations verbales est associé à une diminution de ces taux, mais sans atteindre un seuil statistiquement significatif. Par contre si l'on compare cette fixation avec celle des sujets sains, on s'aperçoit qu'elle est identique entre les patients hallucinés et les sujets contrôles, alors qu'elle est augmenté chez les patients non hallucinés versus sujets contrôles. Aucune variation n'est rapportée pour la fixation de l'[3H]epibatidine. Il existe donc une association dans la démence à corps de Lewy entre les hallucinations visuelles, les confabulations et le sous-type α7 des récepteurs nicotiniques. Chez les patients non-hallucinés il existerait un mécanisme régulateur par « up-regulation » des récepteurs α7 nicotiniques (au même titre ces patients présentent un mécanisme d' « up-regualtion » des récepteurs D2, mécanisme absent chez les patients ayant une hypersensibilité aux neuroleptiques), mécanisme absent chez les patients hallucinés. Des altérations spécifiques concernant les récepteurs α7 nicotiniques, avec pour conséquence une moindre capacité de fixation, pourraient donc être le substrat de ces SCPD.

Les hallucinations visuelles dans la démence à corps de Lewy sont associées à un déficit en acétylcholine plus important que chez les mêmes patients non hallucinés [3] (de même qu'il est rapporté une hyperactivité sérotoninergique chez les sujets hallucinés versus non hallucinés [13]), et sont donc prédictives d'une meilleure réponse aux inhibiteurs des cholinestérases [13]. Un nombre plus élevé de corps de Lewy est retrouvé dans le cortex temporal, ainsi qu'un hypodébit dans le cortex visuel primaire en région occipitale [29].

Par ailleurs, il est rapporté dans ces cas une augmentation de l'activité sérotoninergique. Il est également rapporté par deux études indépendantes une association entre hallucinations visuelles et une dégénérescence neurofibrillaire moindre dans la DCL, ce qui est à l'opposé des résultats constatés dans la MA, soulignant les différences dans les substrats biologiques de ce symptôme dans ces deux types de démence [29].

Des hallucinations peuvent être produites par l'utilisation d'antagonistes cholinergiques muscariniques [13].

Peu d'hallucinations sont secondaires à un traitement par L-Dopa, même si celui-ci pourrait avoir un rôle adjuvent en augmentant la sensibilité aux hallucinations visuelles [13]. En revanche, certaines aggravations rapides sont dues à un syndrome confusionnel favorisé par une maladie somatique, un hématome sous-dural ou une intolérance aux traitements, en particulier au anticholinergiques et à certains antalgiques.

Les hallucinations visuelles bien formées sont associées à un nombre important de corps de Lewy dans les lobes temporaux antérieur et inférieur. Ces régions sont particulièrement impliquées dans la genèse d'images visuelles complexes et leur implication pathologique contribue au caractère vif et complexe des hallucinations rencontrées dans la démence à corps de Lewy, contrastant avec les symptômes visuels simples (lignes et couleurs) associées aux lésions du lobe occipital.

Barnes *et al* émettent l'hypothèse que les hallucinations de la démence à corps de Lewy prennent leur source dans la combinaison d'une perception défectueuse des stimuli environnementaux et de souvenirs moins détaillés des expériences passées [3].

Les délires ont été moins étudiés que les hallucinations, mais il est retrouvé une association entre ces SCPD et une augmentation des récepteurs muscariniques de type M1 [29].

Des perturbations des REM (Rapid Eyes Movement, phase de sommeil paradoxal) sont associées à des anomalies du tonus axial beaucoup plus fréquemment dans les synucléinopathies que dans les tauopathies, à tel point que certains auteurs suggèrent que leur présence pourrait être un élément diagnostique [32] .

V. NEUROPHYSIOPATHOLOGIE DANS LA DEMENCE FRONTO-TEMPORALE

Il existe de nombreux indices en faveur d'une altération du système sérotoninergique dans les démences fronto-temporales et la maladie d'Alzheimer

[48]. L'efficacité des agents sérotoninergiques est concordante avec cette hypothèse d'un système sérotoninergique perturbé avec un système cholinergique préservé [42].

L'atteinte du cortex frontal et temporal inférieur observé dans la démence fronto-temporale a pu être associée à un dysfonctionnement sérotoninergique (récepteurs 5HT$_2$) responsable de troubles de la modulation des informations thalamo-corticales. Ce dysfonctionnement sérotoninergique pourrait rendre compte de modifications affectives et d'anomalies comportementales telles que l'instabilité psychomotrice et l'impulsivité.

Les comportements agressifs sont associés à un hypofonctionnement sérotoninergique central, comme le montre un taux plus faible de 5-HIAA dans le LCR [51]. Ils sont aussi associés, en imagerie fonctionnelle, à une hypoperfusion du cortex orbitofrontal gauche [42].

La désinhibition est associée en imagerie fonctionnelle à une atteinte (à type d'hypodébit) orbitofrontale et temporale [17]. L'apathie est liée à une atteinte (hypodébit) cingulaire antérieure, et la dépression à une atteinte (hypodébit) du cortex dorso-latéral gauche.

Les stéréoptypies quant à elles seraient liées à une atteinte sous-corticale (hypodébit en imagerie fonctionnelle par SPECT au niveau des noyaux gris centraux) [17].

PRISE EN CHARGE EN URGENCES DES SCPD

La démence est un syndrome communément rencontré dans la population âgée des SAU (Services d'Accueil et d'Urgences). Le médecin urgentiste est souvent amené à voir les patients déments pour des complications comportementales ou psychiques, complications considérées comme dangereuses ou inacceptables par l'accompagnant. La présentation du sujet dément consiste alors le plus souvent à des éléments psychotique, une agressivité ou une agitation.

Certaines complications (trouble du rythme veille/sommeil, réaction de catastrophe (« catastrophic reaction »), vagabondage, insultes verbales modérées et délires (« mild verbal outbursts and delusions ») peuvent être traitées d'emblée à l'aide de moyens non pharmacologiques. D'autres complications (agitation, agressivité, délire et hallucination florides) nécessitent souvent le recours rapide à une pharmacothérapie que nous verrons en détail dans les chapitres suivants.

Lors de l'accueil d'un sujet présentant un syndrome démentiel aux urgences, il faut avant tout le différencier d'un syndrome confusionnel (« delirium » des anglo-saxons). Le syndrome confusionnel est d'installation rapide, de durée relativement brève, avec comme caractéristique principale une obnubilation de la conscience et des changements cognitifs importants [52]. Les causes les plus fréquentes de syndrome confusionnel sont les traitements pharmacologiques, les infections, les troubles métaboliques, etc....

Bien que le syndrome confusionnel puisse être pris par erreur pour une démence, il peut être surajouté à une démence préexistante. En effet, les facteurs prédisposant à la survenue d'un syndrome confusionnel sont l'âge et les troubles cognitifs, deux facteurs présents chez les sujets déments [1].

Ainsi les sujets déments sont à risque de développer des syndromes confusionnels. Un syndrome confusionnel est le premier diagnostic à évoquer lorsqu'un sujet dément présente soudainement des complications psychiques ou comportementales récentes. Mais la confusion mentale peut également être difficile à identifier à cause des déficits cognitifs et des signes psychiques et comportementaux de la démence.

Devant un SCPD aux urgences il faut ensuite identifier l'ensemble des problèmes comportementaux, déterminer celui qui prédomine, l'évolution chronologique de chaque trouble. Il faut évaluer l'intensité et le retentissement du trouble en interrogeant le patient, l'aidant et éventuellement le soignant. Il faut repérer les facteurs externes éventuellement déclenchants : maladie intercurrente, facteurs psychosociaux, environnementaux, iatrogènes, et définir si le trouble est aigu ou chronique [25].

Si les symptômes psychiques ou comportementaux de la démence peuvent être traités de façon satisfaisante aux urgences, ces patients peuvent alors rentrer à domicile avec leur famille. Qui plus est, les soins infirmiers en maison de retraite sont considérablement moins coûteux que les soins hospitaliers. De plus les changements d'environnement que constituent les hospitalisations aggravent souvent les troubles. Eviter l'hospitalisation en urgence lors de tels symptômes aigus est un service à la fois humain, financier et médical.

Quand les complications ayant amené à la consultation au SAU est un trouble du rythme nycthéméral, une réaction de catastrophe (« catastrophic reaction »), une errance (« wandering »), ou des délires et insultes verbales modérées (« mild delusions or verbal outbursts »), le patient peut souvent retourner à domicile après que l'accompagnant ait été renseigné, conseillé, et dirigé vers une structure pouvant l'aider à gérer ces troubles. Il peut cependant s'avérer parfois nécessaire d'hospitaliser le patient pour permettre à l'accompagnant de faire une coupure s'il est épuisé.

Quand le patient a un délire floride perturbateur (« disruptive delusion »), des hallucinations, une agitation, une agressivité, des crises clastiques (« physical outbursts »), l'administration d'un antipsychotique est souvent indiquée. Et le jugement clinique du médecin urgentiste, avec l'avis de l'accompagnant, aidera à décider de la nécessité d'hospitaliser le patient ou non.

Lorsqu'un traitement pharmacologique est nécessaire aux urgences, il s'agit souvent de neuroleptiques ou de benzodiazépines. Il existe d'autres traitements de l'agitation, mais leur délai d'action conséquent ne les fait pas recommander dans les situations d'urgence (thymorégulateurs, buspirone, meprobamate…).

APPROCHE PHARMACOLOGIQUE

La gestion des SCPD est multimodale et doit être guidée par le niveau d'évolution de la démence, mais aussi d'une manière plus spécifique par le type et les caractéristiques des symptômes présentés. La gestion d'une maladie intercurrente ou d'une iatrogénie potentielle en cause est, nous l'avons vu, fondamentale afin de permettre l'amélioration voire la résolution du SCPD.

Les approches non pharmacologiques, abordées plus loin, doivent toujours être utilisées en première intention. Les traitements pharmacologiques peuvent ensuite être utilisés en synergie avec les traitements non pharmacologiques quand la sévérité des SCPD met en danger la patient ou son entourage [25].

Les SCPD sont accessibles aux psychotropes du fait de leur origine neurobiologique qui est cependant différente de celle des pathologies psychiatriques. Cependant, on ne peut choisir un traitement adapté qu'en connaissant l'étiologie des troubles du comportement [42].

Depuis 1997, il existe une référence internationale consensuelle (APA, American Psychiatric Association) des traitements des démences, y compris des manifestations affectives et comportementales (SCPD). Ce document est d'importance puisque l'insuffisance d'études en double aveugle nécessite un consensus des pratiques cliniques.

Il existe en effet à ce jour peu d'études contrôlées dans ce domaine. On trouve en revanche de nombreuses études ouvertes, conduites sur une faible durée et sur des faibles échantillons.

Nous allons néanmoins discuter ces données au vue de la littérature apparue depuis 1997, en s'appuyant le plus possible sur celles qui auront été réalisée selon les règles de l' «evidence based medecine». L'annexe 8 reprend ces données sous forme synthétique.

I.   PSYCHOPHARMACOLOGIE DU SUJET AGE

Les sujets âgés ont généralement besoin de posologies plus réduites que les sujets jeunes [53].

Il existe des modifications des paramètres pharmacocinétiques liées à l'âge : modification du volume de distribution, diminution de la fixation protéique, du métabolisme hépatique (cytochrome P450 ; par altération de la fonction hépatique), de l'élimination urinaire (par altération de la fonction rénale). On a donc une augmentation de la biodisponibilité et un risque accru de toxicité aux posologies habituelles.

Il existe également des modifications des paramètres pharmacodynamiques liées à l'âge, avec une altération des systèmes de production des neuromédiateurs, une diminution de la plupart des activités enzymatiques impliquées dans la synthèse et le catabolisme des monoamines cérébrales. On a donc une : augmentation de la sensibilité des récepteurs post-synaptiques, et une hypersensibilité aux effets des substances antagonistes.

1. Antidépresseurs

Il existe une augmentation de l'activité de la monoamine oxydase (MAO) avec l'âge [31]. Cette augmentation d'activité avec l'âge pourrait désigner les antidépresseurs inhibant cette activité enzymatique (ou IMAO), irréversibles ou réversibles, comme les médicaments de première intention dans la dépression du sujet âgé, atteint de démence ou non. Le maniement des IMAO irréversibles étant peu aisé, il est préférable d'utiliser des IMAO de seconde génération dits réversibles.

Les antidépresseurs imipraminiques, de part leur action anticholinergique, ont un impact cognitif plus marqué chez le sujet âgé de plus de 60 ans que chez le sujet jeune, et le temps nécessaire à la disparition des effets cognitifs peut être particulièrement long [48]. Dans la maladie d'Alzheimer, les produits possédants une activité anticholinergique marquée (amitriptyline - Laroxyl®, maprotiline - Ludiomil®, …) sont logiquement proscrits. Chez le sujet âgé, si l'usage des imipraminiques est limité du fait des effets indésirables potentiels au niveau central (altération de la vigilance et risque de confusion aiguë, action délétère sur les fonctions mnésiques en prise chronique) il est également limité par les effets latéraux périphériques (constipation avec risque subocclusif, perturbation de la conduction cardiaque, rétention urinaire, hypotension orthostatique avec risque de chute…). Ils ont cependant l'avantage de pouvoir être dosés (dosages plasmatiques) afin de mieux ajuster leur posologie individuellement.

2. Neuroleptiques

Une posologie d'halopéridol efficace chez un sujet dément âgé présentant des SCPD (les neuroleptiques sont actifs à la fois sur les symptômes psychotiques et sur les agitations non-psychotiques, mais l'efficacité reste modeste) sera habituellement de 1 à 5 mg/jour. Cette dose pourra être augmentée tous les 3 jours si l'effet thérapeutique désiré n'est pas atteint et qu'aucun effet secondaire n'est survenu [1].

Les posologies recommandées d'antipsychotiques atypiques sont également inférieures à celles de l'adulte jeune comme nous le verrons plus loin.

3. Anxiolytiques

Les benzodiazépines sont utilisables aux urgences pour l'agitation anxieuse, le syndrome de sevrage alcoolique et aux benzodiazépines, et en dehors de l'urgence pour l'anxiété et l'insomnie [1].

Les effets secondaires des benzodiazépines chez les sujets âgés déments sont la sédation, l'ataxie, l'aggravation d'une confusion mentale et les chutes. De manière générale, les chutes nécessitant une hospitalisation sont plus fréquemment associées chez le sujet âgé à la prise d'antipsychotiques, d'anxiolytiques, de sédatifs, et d'hypnotiques [24]. Les effets secondaires et les risques de ces molécules sont beaucoup plus importants chez le sujet âgé.

Quand les benzodiazépines sont utilisées, il est préférable d'utiliser des produits de demi-vie courte tels le lorazépam (Temesta®), le temazépam (Normison®), et l'oxazépam (Seresta®). Tous les produits de demi-vie longue doivent être évités (flurazépam - Dalmane® et diazépam - Valium®).

Les mécanismes d'oxydation sont altérés avec l'âge : il est donc préférable d'utiliser des produits métabolisés par un mécanisme de conjugaison (Lorazépam - Témesta®, Témazépam - Normison®) ou n'ayant pas de passage hépatique (Oxazépam - Sérésta®) [48].

Chez le sujet âgé dément a été décrite une persistance relative des récepteurs $5HT_{1A}$ post-synaptiques, rendant les agonistes $5HT_{1A}$ comme la busiprone intéressants [48].

4. <u>Thymorégulateurs</u>

Les patients entre 68 et 89 ans ont une capacité d'élimination du valproate qui est réduite. La posologie de cette molécule doit donc être réduite chez les sujets âgés [24].

L'expérience dans le traitement des épilepsies montre que l'incidence de l'hépatotoxicité fœtale diminue considérablement avec l'âge de la patiente [24]. Même si la grossesse n'est pas à évoquer chez des patients post-ménopausiques, il se peut que la question soit soulevée dans le cadre de démences préséniles avec désinhibition sexuelle, telles que les formes très précoces de démence fronto-temporale.

Un des meilleurs exemples pratiques de modification métabolique chez le sujet âgé est le cas du lithium. Les sels de lithium sont le traitement de choix (gold standard) dans la manie de la personne âgée. Or avec l'avancée dans l'âge, il y a une réduction de la clairance du lithium, et donc une diminution des doses de lithium nécessaires. Il y a une augmentation du rapport tissus adipeux/tissus maigre, et donc une réduction des volumes de distribution et diminution des doses de lithium nécessaires. Il existe un risque accru avec les diurétiques thiazidiques et/ou les régimes pauvres en sels : en effet le lithium est proche du sodium dans la classification de Mendeleïev : donc en cas de restriction sodée ou de diurétiques de l'anse, l'organisme va garder le lithium à la place du sodium, avec le risque de surdosage (compétition sodium / lithium dans leur élimination rénale). Enfin, il a un index thérapeutique faible. Le lithium est par ailleurs mal toléré chez un grand nombre de patients en raison de ses nombreux effets indésirables (dyspepsie, nausées, vomissements et diarrhées, prise de poids, chute des cheveux, acné, tremblement, sédation, altération des fonctions cognitives [54] et trouble de la coordination). Il a des effets à long terme sur la fonction thyroïdienne et rénale. Enfin chez le vieillard, les complications potentielles dues à l'effet du lithium sur le nœud sinusal sont plus importantes. Ainsi, même avec une surveillance des taux plasmatiques son utilisation est délicate chez des sujets dont la fonction rénale est perturbée, ainsi que les capacités de régulation hydroélectrolytiques.

II. GENERALITES SUR LES CLASSES PHARMACOLOGIQUES

Quatre classes thérapeutiques constituent l'essentiel du traitement des SCPD : les inhibiteurs de la recapture de la sérotonine, les anticonvulsivants thymorégulateurs, les neuroleptiques et les anticholinestérasiques. Les autres classes sont moins utilisées.

1. Les antidépresseurs

a) Antidépresseurs imipraminiques

Leur effet positif n'est mis en évidence dans les démences que lorsqu'il existe une symptomatologie dépressive, et cette efficacité n'est parfois pas supérieure à celle du placebo [30]. Cette classe pharmacologique doit être utilisée avec précaution chez les patients détériorés en raison d'effets secondaires fréquents : anticholinergiques (pouvant être à l'origine de confusion et générant une aggravation des performances mnésiques préexistantes), et α-adrénergiques (hypotension orthostatique) [25]. Le recours aux tricycliques peut être réservé à des formes résistantes de dépression en l'absence d'autre alternative thérapeutique efficace.

b) Inhibiteurs de la monoamine-oxydase et les ISRS

Les patients déments dépressifs semblent être de mauvais répondeurs à ces antidépresseurs, indépendamment des dosages plasmatiques [30].

70

Les ISRS ont cependant prouvé, à plusieurs reprises, une efficacité sur certains troubles de l'humeur, mais aussi d'autres symptômes comme l'agitation, l'hostilité, les idées délirantes, ou l'anxiété, l'irritabilité et l'instabilité émotionnelle ou psychomotrice [30, 31].

Les agents sérotoninergiques ont donc une action favorable, outre sur la dépression, sur le contrôle des manifestations d'irritabilité, d'agressivité, d'impulsivité ou de fébrilité motrice (agitation) : leur avantage est d'avoir un spectre d'action large [48].

Cependant, les données recueillies proviennent pour la plupart d'études ouvertes et une métanalyse récente ne retient que cinq études randomisées en double aveugle qui apportent des données suffisantes [25]. L'efficacité des molécules suivantes a été suggérée par de nombreux travaux dans les dépressions survenant au cours des démences. On peut utiliser la fluoxétine (Prozac® -20 à 40 mg/j), la fluvoxamine (Floxyfral® – 50 à 150 mg/j), la paroxetine (Deroxat® - 20 à 40 mg/j), le citalopram (Seropram® - 10 à 30 mg/j), et enfin la sertaline (Zoloft® - 20 à 50 mg/j) [25].

c) *Autres antidépresseurs*

Un autre antidépresseur, distinct par son profil pharmacologique sérotoninergique mixte agoniste/antagoniste (action antagoniste $5HT_2$), la trazodone (Pragmarel®, 75 à 300 mg/j), est efficace sur plusieurs symptômes (troubles de l'humeur, agitation, hostilité, idées délirantes, anxiété, irritabilité, et instabilité psychomotrice) au cours de la maladie d'Alzheimer, mais aussi au cours de la démence fronto-temporale, particulièrement en cas d'instabilité psychomotrice [35]. Il est apparenté à la classe des ISRS par son action spécifique sur la recapture de la sérotonine et une faible action de recapture de la noradrénaline et de la dopamine. Cette molécule présente une activité antagoniste sur les récepteurs sérotoninergiques $5HT_{1A}$, $5HT_{1C}$ et $5HT_2$, et son métabolite actif, le m-chlorophenylpipérazine (mCPP) est un puissant agoniste direct sérotoninergique. Elle n'est pas commercialisée en France, mais est toujours disponible en ATU (autorisation temporaire d'utilisation).

71

Les autres antidépresseurs de seconde génération : la miansérine (Athymil®), la viloxazine (Vivalan®) sont souvent choisies pour traiter les états dépressifs des sujets âgés voire très âgés (âge > 80 ans), en particulier en raison d'un rapport efficacité/ tolérance favorable. Cependant ces molécules n'ont pas fait l'objet d'études contrôlées chez des patients atteints de démence. De même, d'autres antidépresseurs récemment commercialisés tels la venlafaxine (Effexor®), le milnacipran (Ixel®), ou la mirtazapine (Norset®) n'ont pas été étudiés dans cette indication spécifique [48].

2. Les thymorégulateurs

Peu d'études contrôlées, plusieurs études ouvertes et quelques cas cliniques suggèrent que le valproate, la carbamazépine ainsi que d'autres antiépileptiques pourraient diminuer les symptômes d'agitation et d'agressivité dans la démence [55].

a) La carbamazépine

La carbamazépine a été rapportée comme efficace contre l'agitation et l'hostilité comparativement au placebo.

En revanche, les scores de dépression et de psychose ne sont pas améliorés par 300 mg de carbamazépine [30].

La carbamazépine doit être débutée à une posologie maximale de 100 mg/j, et augmentée jusqu'à obtenir un taux sanguin de 8 à 12 ng/mL.

La seule difficulté semble être la tolérance, certaines études rapportant 59 % d'effets indésirables. Ces effets secondaires le plus souvent rencontrés sont l'ataxie, l'instabilité posturale et la désorientation.

b) Le valproate

Le valproate semble également avoir des propriétés intéressantes en cas d'agitation ou d'hostilité.

Il doit être débuté à une posologie initiale de 125 mg/j, puis augmenté jusqu'à obtenir un taux sanguin de 50 à 60 ng/mL.

Selon Grossman *et al* [24], le divalproate de sodium aurait l'avantage de présenter moins d'effets secondaires et d'interactions médicamenteuses que la carbamazépine.

Ces molécules peuvent être intéressantes sur certains SCPD où l'utilisation des neuroleptiques et des antipsychotiques atypiques est limitée par l'augmentation du risque d'incident cérébrovasculaire et/ou d'une mauvaise tolérance neurologique, bien qu'il puisse exister des syndromes extrapyramidaux dus au valproate. A ce titre, dans une étude de Perini *et al*, sur 507 patients déments d'étiologies diverses, évalués par la NPI, 60 étaient traités par valproate pour divers SCPD. 35 subissaient un switch à partir d'un antipsychotique, 25 prenaient du valproate en première intention. Le score NPI de ceux initialement traités par antipsychotique était stabilisé, avec un bon contrôle des SCPD, et le score NPI de ceux traité par valproate en première intention était diminué, sauf sur les items hallucination et délire. Ainsi, cette étude confirme l'efficacité, ainsi qu'une bonne tolérance du valproate chez les sujets déments présentant des SCPD, et une efficacité similaire aux antipsychotiques à l'exception des éléments purement psychotiques que sont les hallucinations et les délires. Selon les auteurs, les antipsychotiques ne devraient d'ailleurs être prescrits que dans ces conditions [56]. Le valproate a donc une large indication non-spécifique.

Le divalproate s'est montré efficace (de manière non nécessairement dose dépendante) dans l'agitation des sujets déments selon le DSM au cours d'une étude non-contrôlée [57].

3. Les neuroleptiques

Les antipsychotiques sont fréquemment utilisés en dehors de leur AMM pour contrôler les SCPD. Mais il y a peu de données sur la comparaison entre neuroleptiques et antipsychotiques atypiques.

a) *Neuroleptiques classiques*

Les neuroleptiques classiques sont connus depuis la méta-analyse de Von Schneider (1990) pour leur peu d'efficacité au cours de la démence, et leurs fréquents effets indésirables [25].

Depuis cette étude, une hypersensibilité aux neuroleptiques a été mise en évidence dans la démence à corps de Lewy, démence des plus fréquentes après la maladie d'Alzheimer, nous l'avons vu. Cette dangerosité des neuroleptiques dans ce cas est en rapport avec une dysrégulation des récepteurs dopaminergiques D2 [58].

Par ailleurs, indépendamment de la présence de corps de Lewy, l'effet délétère des neuroleptiques sur les fonctions cognitives lors de la maladie d'Alzheimer a été démontré à plusieurs reprises.

Il existe dix arguments principaux qui doivent faire éviter l'utilisation de neuroleptiques dans les démences [30] :

1 – « Cholinergie » : l'action anticholinergique est nuisible à une maladie ayant un déficit cholinergique expliquant en partie les troubles mnésiques.

2 – « Anticholinestérasiques » : associer des neuroleptiques aux thérapeutiques de la maladie d'Alzheimer est prescrire dote et antidote.

3 – « Corps Lewy », souvent associés à certaines lésions Alzheimer, ils contre-indiquent formellement les neuroleptiques.

4 – « Cognitifs », les neuroleptiques sont responsables d'une accélération du déclin cognitif lors de la maladie d'Alzheimer.

5 – « Confusion » : les neuroleptiques sont connus pour leur effet confusiogène.

6 – « Sous-cortical » : les effets extrapyramidaux des neuroleptiques sont particulièrement marqués lors de la démence.

7 – « Convulsions » : les neuroleptiques peuvent favoriser la survenue de crises comitiales.

8 – « Cœur et syndrome dysautonomique » : les malades déments présentent souvent un syndrome dysautonomique pouvant contribuer aux chutes, et qui pourra être aggravé par les neuroleptiques.

9 – « Constipation » : inutile de l'accentuer !

10 – « Comorbidité » : l'âge des patients rend fréquente la pluripathologie et les autres raisons de ne pas utiliser des traitements aux nombreux effets secondaires.

b) *Neuroleptiques atypiques*

Les nouveaux antipsychotiques destinés exclusivement aux manifestations psychotiques sont une alternative très utile aux neuroleptiques classiques devant toutes les difficultés que nous venons de citer.

L'action sérotoninergiques bloquante, prédominante sur l'action dopaminergique, des nouveaux antipsychotiques fait porter beaucoup d'espoir sur cette classe, car ces agents ne possèdent pas les effets délétères, notamment extrapyramidaux, dépendants du blocage dopaminergique (en particulier de la boucle nigro-striée)

Les antipsychotiques sont efficaces sur les signes psychotiques, sur l'agitation et l'agressivité si celles-ci sont sous tendues par un processus délirant [25].

Ballesteros *et al* [59] ont mené une étude rétrospective portant sur 102 patients déments traités, sur un maximum de trois mois, par olanzapine (n = 16), halopéridol (n = 20), thioridazine (n = 30), ou rispéridone (n = 36) pour divers SCPD. Il n'a pas été retrouvé de différence en terme de niveau d'amélioration des SCPD sur l'échelle CGI, ni sur la durée du traitement nécessaire à la résolution de ces SCPD. La seule différence apparaît en terme de suivi lors de la stratification selon le degré d'atteinte cognitive : les sujets les moins détériorés sur le plan cognitif s'amélioreraient plus vite dans le groupe halopéridol, avec cependant plus d'effets extrapyramidaux.

La *clozapine* (Leponex®) n'est pas utilisée dans les démences, contrairement aux cas de psychoses dopaminergiques, car les effets secondaires, en particulier hématologiques (neutropénie) ne permettent pas une large utilisation. Elle est employée surtout dans les psychoses de type parkinsoniennes.

La *rispéridone* (Risperdal® - 0,5 à 4,5 mg/j) est source d'avis partagés. En tous cas, cette molécule ne garantit pas totalement de la survenue d'effets extrapyramidaux graves dans la démence à corps de Lewy. Sa tolérance reste faible : 32 % des patients ont une majoration ou l'apparition d'un syndrome extrapyramidal.

Son efficacité est relative puisque 44 % n'ont aucune amélioration de leurs manifestations psychotiques selon Irizany *et al* (1999) [30].

Deux molécules font l'objet d'un grand intérêt aujourd'hui : l'*olanzapine* (Zyprexa® - 5 mg/j) et la *quétiapine* (Seroquel®, non commercialisée en France). Les effets extrapyramidaux seraient moindre dans la démence, en revanche certains ont été rapportés dans de maladie de Parkinson avec l'olanzapine ; la quétiapine donnerait de meilleurs résultats en terme de tolérance neurologique. D'autres problèmes apparaissent, notamment celui de la tolérance vasculaire. L'effet précis de ces molécules sur les fonctions cognitives reste à évaluer précisément.

Certains essais cliniques utilisant la rispéridone ou l'olanzapine dans la maladie d'Alzheimer ont mis en évidence un taux légèrement supérieur d'accidents vasculaires cérébraux par rapport au placebo chez des patients ayant des facteurs de risque cérébro-vasculaires. Selon l'AFSSAPS (Agence Française de Sécurité Sanitaire des Produits de Santé), il est pour le moment déconseillé de prescrire ces antipsychotiques dans cette population. Quel que soit le produit utilisé, il faut réévaluer fréquemment la sémiologie psychotique et le rapport bénéfice/risque des antipsychotiques.

Si comme nous avons pu le voir précédemment, l'utilisation d'antipsychotique doit rester ponctuelle, il faut signaler tout de même une étude réalisée par De Deyn *et al* [60]. Il s'agit de l'extension ouverte d'un essai clinique en double-aveugle, comparant rispéridone, placebo et halopéridol chez des sujets déments ayant des SCPD. L'administration de rispéridone à la posologie moyenne de 1 mg/jour chez des sujets ayant vu leurs SCPD s'aggraver à l'arrêt de cette même molécule à la fin de l'étude contrôlée, sur une durée de 12 mois, fut efficace et bien tolérée. Leur utilisation à moyen terme serait donc possible, mais les conséquences cognitives restent là encore à évaluer plus précisément.

4. **Les anxiolytiques**

a) *Benzodiazépines*

76

Les benzodiazépines ont fait l'objet de très peu d'intérêt en tant que traitement des SCPD, et les études sont pour la plupart anciennes à une époque où le type de démence n'était pas précisé.

Les limites d'efficacité des benzodiazépines sont liées aux phénomènes de tolérance, au bout de quelques semaines d'utilisation. Mais il existe d'autres facteurs limitant : risque de myorelaxation et de chutes, sédation excessive, désinhibition et agitation paradoxale, majoration des troubles mnésiques préexistants et risque de syndrome de manque en cas de sevrage brutal du traitement (leur arrêt doit être très progressif). Pour ces raisons, les benzodiazépines ne doivent pas être des traitements de première intention.

Quand elles s'avèrent nécessaires, il est recommandé d'utiliser des molécules de demi-vie courte, qui ne demandent pas d'être métabolisées au niveau hépatique et qui n'ont pas de métabolites actifs. L'APA recommande à ce titre le *lorazépam* (Témesta®), l'*oxazépam* (Séresta®), et le *témazépam* (Normison®) [30, 48]. Leur prescription doit être limitée à la crise et de courte durée, après avoir éliminé une cause somatique, relationnelle, psychologique ou iatrogène au phénomène anxieux. Il faut donc toujours discuter le rapport bénéfice/risque.

b) *Antihistaminiques*

Les anxiolytiques anti-histaminiques n'ont pas fait l'objet d'études ni de recommandations dans la littérature.

L'*hydroxyzine* (Atarax®) constituerait une alternative aux BZD mais avec un risque d'éléments confusionnels en raison des effets anticholinergiques.

Ils doivent donc être évités au long court.

c) *Divers*

La *buspirone* (Buspar® - 15 à 60 mg/j) est un antagoniste 5HT1A pré- et postsynaptique, et un antagoniste D2 présynaptique. Elle est connue pour son action anxiolytique, et est aussi proposée aussi dans les démences pour l'agressivité et les éléments délirants. Son délai d'action prolongé (5 jours à 2 semaines) en limite l'usage [25].

D'autres anxiolytiques non-benzodiazépiniques au premier rang desquels les dérivés carbamates, (*méprobamate* – Equanil®), sont fréquemment utilisés en France, sans que leur efficacité n'ait été évaluée dans des études contrôlées. Ainsi le méprobamate utilisé en France ne repose pas sur des essais cliniques dans cette indication ; il est à noter que la dose thérapeutique est proche de la dose toxique (index thérapeutique faible), ce qui ne va pas sans poser de problème chez des sujets aux fonctions hépatiques et rénales altérées.

4. Les hypnotiques

Les hypnotiques ont fait l'objet d'une étude double aveugle chez des sujets âgés hospitalisés en psychiatrie dont 50 % avaient un syndrome démentiel. La supériorité du zolpidem sur le placébo, et de la posologie de 10 mg sur celle de 20 mg a pu être établie.

Quelques cas cliniques ont montré une certaine efficacité de la *zopiclone* ou du *zolpidem* sur les troubles du sommeil au cours des démence [30].

5. Les anticholinergiques

Les traitements symptomatiques des troubles cognitifs de la maladie d'Alzheimer (Donépézil – Aricept® ; Rivastigmine – Exelon® ; Galantamine – Reminyl®) ont montré leur action sur des symptômes non cognitifs. L'apathie et les phénomènes hallucinatoires, entre autres, semblent être bien réduits par ces agents [30].

Les inhibiteurs de l'acétylcholinestérase (IAChE) ayant une efficacité sur les fonctions cognitives [61], mais aussi au niveau comportemental [2], nous amènent à les considérer comme des psychotropes à part entière [25].

L'amélioration psychologique et comportementale constatée avec les anticholinestérasiques est corrélée avec l'amélioration des performances cognitives [48]. Plus perceptible que cette dernière, au moins dans les premières semaines de traitement, elle est rapportée par l'entourage des patients. Le ressenti affectif de l'entourage et du patient est modifié, parfois jusqu'à un espoir démesuré : les patients sont décrits comme davantage « présents », actifs, à même de s'investir dans des activités ou de participer à la vie familiale. Les patients expriment le sentiment « d'avoir des idées plus claires », d'être davantage en mesure de planifier une activité. Dans certains cas, ceci peut se traduire par une meilleure prise de conscience de la maladie, contemporaine de réactions de démoralisation qu'il est important de repérer.

Il existe cependant une hétérogénéité des réponses chez les patients alzheimériens recevant des IChE. L'amélioration comportementale survient dans 41 % des cas, alors que l'on assiste à une stabilisation dans 31 % et à une aggravation dans 28 % [25].

Dans une étude ouverte de 3 mois sur 40 patients atteints de la maladie d'Alzheimer (MMSE moyen avant traitement de 18,1), le donepezil a un effet bénéfique sur des symptômes traduisant une dysrégulation de l'humeur (euphorie, dysphorie) et des réponses comportementales (agitation, impulsivité), ainsi que certains phénomènes hallucinatoires [48].

A un stade léger à modéré de démence (MMSE de 10-26), une amélioration est également rapportée par rapport au placebo. Quand il existe, l'effet est relativement précoce, consistant en une stabilisation ou en un retard de l'apparition des SCPD, suggérant un effet plus préventif que curatif. En revanche, aux stades de démence modérée à sévère (MMSE de 5-17), l'effet pourrait être curatif [58].

Les facteurs prédictifs de réponse positive sur le comportement sont la sévérité initiale du score comportemental et l'existence d'une hypoperfusion dans les régions orbito-frontales et dorso-latérales [58].

Une insomnie transitoire et des cauchemars ont pu être rapportés sous traitement par donépézil; ce symptôme s'amende généralement avec une modification de la répartition de la prise quotidienne, du soir au matin.

6.   Les antiglutamatergiques

La mémantine (Ebixa®) possède un mécanisme d'action différent des IAChE, par une action antagoniste sur les récepteurs NMDA du glutamate, et donc sur la voie glutamatergique [54].

L'utilisation pendant 28 semaines de 20 mg de mémantine versus placebo, chez 252 patients âgés en moyenne de 76 ans avec un MMSE entre 3 et 14 n'a pas montré d'effet significatif sur le score total du NPI, selon Reisberg *et al* (2003). Cependant, pour Sonkusare *et al*, une étude chez des patients atteints de démence modérée à sévère recevant un traitement par mémantine (10 à 20 mg/j) montre des résultats meilleurs en terme de manifestations neuropsychiatriques [23].

L'association de 20 mg de mémantine à 5 à 10 mg de donépézil prescrit chez 395 patients ayant un score NPI faible (13,7) montre une efficacité sur la non émergence de troubles du comportement comparativement au donépézil seul, selon Tariot *et al* (2002) [58].

La mémantine ne possède l'AMM que dans la maladie d'Alzheimer aux stades modérés à sévères. Mais il a été prouvé qu'elle était également efficace dans les démences vasculaires et les syndromes de Gayet Wernicke Korsakoff [23].

La mémantine est le seul antagoniste NMDA dont ses caractéristiques pharmacodynamiques permettent l'utilisation : les essais cliniques précédents utilisant d'autres antagonistes NMDA (MK-801, phencyclindine...) ont dû être arrêtés devant d'importants effets secondaires psychomimétiques [23].

Les effets secondaires les plus fréquents sont les hallucinations (2 % sur les 27 études comptabilisant 2297 patients), suivis des vertiges, céphalées, confusion, asthénie pour citer les principaux.

La mémantine réduit l'activité des neuroleptiques et des barbituriques, par un relargage dopaminergique dose dépendant (favorisant l'action de la L-Dopa, des agonistes dopaminergiques et des anticholinergiques), excepté dans le cortex préfrontal (ce qui réduit justement les effets psychomimétiques). Elle bloque également les récepteurs 5HT3, ce qui pourrait être responsable de certaines dépressions observées au cours de ces traitements.

Il paraît donc important de porter son indication au cas par cas en fonction des traitements en cours, des symptômes présentés, ainsi que des thérapeutiques antérieures et de leurs résultats passés.

III. ANTIDEPRESSEURS

1. Maladie d'Alzheimer

Les antidépresseurs sont efficaces sur les symptômes thymiques dans la maladie d'Alzheimer.

Parmi les IMAO de nouvelle génération, le *moclobémide* (Moclamine®), inhibiteur réversible de la monoamine-oxydase A, a montré, à une posologie de 400 mg/jour, une efficacité antidépressive (action favorable sur la thymie et les fonctions cognitives) assortie d'une tolérance identique au placebo chez des patients d'âge moyen 75 ans (n = 511) présentant à la fois les critères d'une démence selon le DSM III (11<MMSE<28) et une symptomatologie dépressive [48].

Dans la classe des imipraminiques, des molécules à profil pharmacologique « noradrénergique » tels la *désipramine* (Pertrofan®) (le moins anticholinergique), la *nortriptyline* (qui n'est plus commercialisée en France mais reste largement utilisée au Etats-Unis et dans les pays scandinaves) ou l'*imipramine* (Tofranil®) gardent un intérêt certain. Certains auteurs comme Gallarda *et al* rapportent que dans leur expérience, la désipramine à 100 mg/jour pourrait apporter des résultats intéressants dans des tableaux de démence débutante accompagnés de symptômes dépressifs ou prédominent asthénie, ralentissement, défaut d'initiative et inhibition [48]. Mais il s'agit d'avis d'experts et non d'études contrôlées, randomisées, en double aveugle.

Les ISRS, selon les recommandations de l'Association Américaine de Psychiatrie (APA), devraient être le traitement de première intention dans les épisodes dépressifs qui émaillent des démences. Cette notion n'est pas retrouvée chez tous les auteurs. Selon Lebert *et al* [58], si la supériorité des ISRS sur le placebo paraît probable lors de tristesse, d'irritabilité, ou de peur, elle paraît moins certaine lors d'épisodes dépressifs caractérisés.

La *sertaline* (Zoloft®) a démontré son efficacité chez 10 patients atteints de maladie d'Alzheimer à des stades évolués, vivant en institution, présentant une symptomatologie dépressive marquée par une opposition aux soins et un refus de s'alimenter [48]. Il s'agit d'un petit nombre de patients et dont la sémiologie dépressive est particulière.

Parmi les rares études contre placebo chez les patients déments, le *citalopram* (Seropram®) a démontré une efficacité modeste sur les symptômes dépressifs et les perturbations émotionnelles (irritabilité, émoussement affectif, fébrilité anxieuse) de patients déments de type Alzheimer (n = 65, âge moyen 77,2 ans), résultat non confirmé dans les démences vasculaires (n = 33).

L'efficacité antidépressive de la *paroxétine* (Déroxat®), 20 à 40 mg/jour évaluée par la diminution du score de Montgomery et Asberg (MADRS) est apparue comparable à celle de l'imipramine (Tofranil®), 50 à 100 mg/jour, chez 198 patients déprimés âgés de plus de 60 ans présentant les critères DSM-III-R de démence (MMS compris entre 17 et 23) ; malgré les faibles posologies d'imipramine, 6,1 % des patients ont présenté un syndrome confusionnel au cours de l'essai contre 2 % des sujets sous paroxétine [48].

Au total, les études en double aveugle dans la maladie d'Alzheimer concernent les ISRS suivants [58]:

- Citalopram : deux études sont disponibles montrant une amélioration de la tristesse (dans les deux), de l'anxiété (dans une), de l'irritabilité (dans une), de la peur (deux), de l'instabilité (une) et de la confusion (une) (à l'échelle GBS, Gottfried Bräne Steen Scale). Une autre se montre efficace sur la NBS (Neurobehavioural Scale).

Mais une étude ne comprend que des maladies d'Alzheimer, alors que l'autre intègre des démences d'Alzheimer et vasculaires.

- Fluvoxamine : une étude montre l'amélioration de la tristesse, de l'irritabilité, de la peur, de l'instabilité et de la confusion (échelle GBS).
- Sertraline : une étude montre une efficacité (échelle de Cornell et MADRS).

- Fluoxétine : trois études de maladies d'Alzheimer pures, montrent pour une, aucune amélioration (échelle de Hamilton et CGI, Clinician Global Impression), une montre une amélioration (échelle de Hamilton), et une ne montre aucune amélioration (échelle de Cohen-Mansfield).
- Paroxétine : une étude montre une amélioration (échelle de Cornell et MADRS).

Une amélioration significative de la labilité émotionnelle, de l'anxiété, des crises de paniques et de l'irritabilité a été observée avec la *fluoxétine* dans une étude ouverte de 8 semaines, à une posologie de 20 mg/jour, chez 10 patients présentant une maladie d'Alzheimer, mais aucune amélioration significative n'a été observée sur l'item « baisse de l'humeur » [48].

Comme nous avons pu le voir, l'apathie est mise en relation avec une déficience dopaminergique observée dans l'ensemble des démences dégénératives, à des degrés divers. Ainsi, l'apathie pourrait constituer la cible d'agents dopaminergiques, mais la plupart de ceux qui ont démontré leur efficacité ne sont pas disponibles en France dans cette indication (par exemple *buproprion* – Wellbutrin®, Zyban®) ou nécessitent d'importantes précautions d'emploi réduisant considérablement leur usage, par exemple les dérivés amphétaminiques.

Le *moclobémide*, inhibiteur sélectif de la MAO-A bien toléré, pourrait se montrer particulièrement efficace sur la composante apathique [25]. Les molécules comme la *venlafaxine*, la *mirtazapine* seraient intéressants en cas d'apathie [25]. Mais les études manquent sur ce point.

L'efficacité des sérotoninergiques a été montrée non seulement sur la tristesse de l'humeur, mais aussi sur l'hostilité et les idées délirantes [58].

Les conduites d'agitation sont celles qui ont bénéficié du plus grand nombre d'études pharmacologiques, avec des classes médicamenteuses variées. L'efficacité des sérotoninergiques a été montrée non seulement sur la tristesse de l'humeur, mais aussi sur l'hostilité et les idées délirantes [58]. La *trazodone* (Pragmarel®) serait efficace sur l'agressivité des patients présentant des « syndromes psycho-organiques ». Elle posséderait également une action sur l'instabilité psychomotrice, dans certaines conduites d'agitation n'ayant pas répondu aux neuroleptiques classiques ou encore sur des symptômes particulièrement réfractaires aux thérapeutiques tels que les cris. Elle a démontré son efficacité dans l'agitation de la maladie d'Alzheimer à la posologie de 75 à 300 mg/j [25].

D'autres études considèrent que la trazodone est efficace dans la maladie d'Alzheimer sur les symptômes que sont la tristesse, l'irritabilité, la peur, et particulièrement sur l'instabilité psychomotrice, mais qu'elle n'est pas efficace sur l'agitation [58]. Les données sont donc contradictoires.

Des antidépresseurs à action sédative tels la *miansérine* (Athymil®) peuvent être utiles dans les troubles du sommeil, mais leur efficacité n'a pas été démontrée dans le cadre d'études contrôlées en double aveugle.

2.   Démences vasculaires

Il n'y a à l'heure actuelle pas d'étude double aveugle portant sur le traitement de la dépression dans les démences vasculaires [29]. Dans une étude portant sur le citalopram, il n'a pas été noté d'amélioration des symptômes thymiques dans le cas de dépressions chez des sujets atteints de démence vasculaire [29].

Au total, les études sont peu nombreuses concernant les démences vasculaires et ont le défaut de ne pas détailler les SCPD.

3.   Démence à corps de Lewy

Certaines synthèses sur les traitements recommandent l'utilisation des ISRS [62], mais il n'y a aucune donnée dans la littérature basée sur des études contrôlées randomisées en double aveugle rapportant l'efficacité de cette classe pharmacologique dans la démence à corps de Lewy [29].

4.   Démence fronto-temporale

Dans la démence fronto-temporale, nous avons vu que le trouble de la modulation thalamo-corticale lié à un dysfonctionnement sérotoninergique pouvait rendre compte de modifications affectives et d'anomalies comportementales. Ainsi

84

les ISRS auraient une action sur la symptomatologie dépressive, les compulsions, les troubles des conduites alimentaires à type de « gloutonnerie », la désinhibition, l'instabilité psychomotrice et l'impulsivité [48]. Dans l'état actuel des connaissances, les ISRS constitueraient donc le traitement de première intention de ces différentes manifestations.

Les ISRS peuvent être utiles dans le traitement des comportements impulsifs, des obsessions, de l'anxiété, de l'irritabilité et de la désinhibition, mais ils ne sont pas aussi efficaces dans le traitement de la symptomatologie dépressive. Ils ne sont efficaces sur les troubles des conduites alimentaires à type de gloutonnerie [29].

La trazodone a démontré son efficacité dans la démence fronto-temporale sur les stéréotypies motrices [25]. La trazodone (antidépresseur sérotoninergique non commercialisé en France) peut être efficace dans l'agitation. La trazodone est efficace dans cette indication, en particulier dans la maladie de Pick et la paralysie supranucléaire progressive, à la dose de 300 à 600 mg/jour [25, 63].

La trazodone est efficace également dans l'apathie [63], ce qui en fait une molécule de spectre relativement large dans les SCPD des démences fronto-temporales.

Les troubles du sommeil répondent peu aux benzodiazépines classiques ou aux agonistes partiels, mais la trazodone pourrait être efficace [63].

VI. **THYMOREGULATEURS**

1. **Maladie d'Alzheimer**

Les données les plus robustes concernent la *carbamazépine* (Tégretol®). Elle est préférentiellement utilisée dans les états d'agitation et d'agressivité [48, 58].

Elle a fait l'objet d'une étude contrôlée en double aveugle sur 6 semaines dans les conduites agressives. A une posologie de 300 mg/j (tégrétolémie moyenne de 5,3 microg/mL), dès la 3ème semaine, 79 % des patients sous placebo présentent une détérioration de leur état clinique contre 23 % des patients traités par carbamazépine (évaluation par le score CGI) [48].

Dans une autre étude double aveugle de patients alzheimériens, mixte ou vasculaires, elle a montré une efficacité sur l'agitation et l'hostilité à la BPRS (Brief Pychiatric Rating Scale) [58]. Les effets indésirables se retrouvaient chez 59 % des patients, à type d'ataxie et de désorientation.

Dans une étude de Krsteska *et al* portant sur 25 patients alzheimériens (diagnostic ICD 10) modérés à sévères, la carbamazépine (à une posologie maximale de 400 mg/jour) permet une réduction significative du score agression à la CMAI ainsi que du score CMAI global en dehors de l'item agression, et une amélioration du score global à la BEHAVE-AD. Selon cette étude, la carbamazépine à une posologie maximale de 400 mg/j améliore de façon significative les SCPD dans la maladie d'Alzheimer, et présente une grande sûreté d'emploi [55].

L'*acide valproïque* (Dépakine®) est efficace sur les conduites d'agitation dans une étude de 10 patients alzheimériens agités avec une bonne tolérance, à des posologies de 375 à 750 mg/j. Cependant il est souvent nécessaire d'associer d'autres psychotropes afin d'obtenir une action symptomatique satisfaisante [48].

Dans une étude rétrospective de 146 patients institutionnalisés, Frenchman *et al* [24] ont comparé l'efficacité du *divalproate de sodium* (Dépakote® - 125 à 2000 mg/j) versus lorazépam (Témésta® - 0,25 à 3 mg/j) dans le traitement de l'anxiété et de l'agitation chez des sujets déments alzheimériens. Il en ressort que 56,9 % étaient améliorés par le divalproex, contre 30,9 % avec le lorazépam. Et que les doses et les niveaux sanguins de divalproex étaient plus importants chez les sujets présentant une amélioration de leur comportement. Les effets secondaires de la branche divalproex étaient une prise de poids, une augmentation transitoire des enzymes hépatiques, et des chutes. Ceux de la branche lorazépam étaient une perte de poids et des chutes (seule cette branche a vu des interruptions de traitement, pour léthargie, anorexie, œdème, ou confusion). Cette étude met donc en évidence la sûreté d'emploi et l'efficacité du divalproex dans le traitement de l'agitation des patients déments. Mais cette étude présente l'inconvénient majeur de ne pas faire appel à des échelles objectives, et de mêler anxiété et agitation dans les items évalués. Les résultats demandent donc à être précisés.

Dans une étude de Lebert *et al* réalisée, chez des patients atteints de maladie d'Alzheimer, de démence vasculaire, ou de démence mixte, le ***divalproex*** de sodium est également constaté efficace dans l'agitation, et il est rapporté des troubles de la vigilance dans 39 % des cas et des nausées dans 25 % des cas [58].

Dans des études de cas, il est montré que le ***valpromide*** (Dépamide®) en monothérapie à 1 800 mg/j ou en association avec un neuroleptique est efficace sur l'agitation des patients alzheimériens [48].

Une amélioration sur l'agitation a été rapportée avec la ***gabapentine*** (Neurontin®)et la ***lamotrigine*** (Lamictal®) en association avec d'autres psychotropes. Des troubles de la vigilance n'ont été rapportés que chez seulement 2 des 24 patients traités par la gabapentine [58]. Mais ces études n'étaient pas des études contrôlées en double aveugle, il apparaît donc difficile de conclure.

2. Démences vasculaires

Une étude double aveugle incluant des patients DVa et DMx retrouve diminution significative de l'agitation et de l'agressivité des patients traités par carbamazépine [42].

3. Démence fronto-temporale

Le valproate peut être efficace dans l'agitation de la démence fronto-temporale, selon quelques cas cliniques rapportés [25, 63].

V. NEUROLEPTIQUES

1. Maladie d'Alzheimer

a) *Symptômes thymiques*

Parmi les antipsychotiques atypiques, l'olanzapine   a démontré une action supérieure au placebo sur la symptomatologie anxio-dépressive (évaluée avec le

87

facteur dépression/anxiété de la BPRS) de patients alzheimériens institutionnalisés (n = 206), à une posologie de 5 mg/jour sur une durée de 6 semaines [48].

b) Symptômes d'allure psychotique

Les symptômes d'allure psychotique observés chez les déments ne nécessitent pas un traitement systématique. Les prescriptions « en urgence » demandées par un entourage mal informé, inquiet devant l'apparition de troubles du comportement doivent être évitées. Les prescriptions de neuroleptiques classiques (halopéridol, thioridazine, lévomépromazine, pipotiazine…) initiées par le médecin non spécialiste ou urgentiste et « indéfiniment » reconduites amènent souvent à des situations d'impasses thérapeutiques et aggravent le pronostic.

Lorsque la nécessité d'un neuroleptique s'impose, la durée de prescription ne doit pas excéder une semaine : la symptomatologie doit ensuite être réévaluée afin d'envisager une diminution, voir un arrêt du neuroleptique. Les traitements neuroleptiques de maintenance sont en effet rarement justifiés.

Dans une étude sur 9 sujets, avec des posologies d'halopéridol de 1 à 5 mg/j, Devanand et al rapportent un lien entre l'amélioration des SCPD (symptômes psychotiques) et la survenue d'effets extrapyramidaux mais surtout l'aggravation des fonctions cognitives au MMSE. L'effet délétère des neuroleptiques sur les fonctions cognitives lors de la maladie d'Alzheimer avait déjà été montré à plusieurs reprises.

Le meilleur rapport tolérance neurologique/efficacité des antipsychotiques de deuxième génération, dits atypiques, en font des molécules de choix dans cette indication.

Si la nouvelle classe d'antipsychotiques est caractérisée par son action anti-5HT2, chaque molécule a des caractéristiques pharmacologiques qui lui sont propres, justifiant une étude individuelle distincte. Deux molécules ont fait l'objet d'études double aveugle contre placebo : la rispéridone et l'olanzapine. La *rispéridone* à faible posologie (1 à 2 mg/j) est le traitement antipsychotique plébiscité par les experts dans le traitement pharmacologique de l'agitation et des symptômes psychotiques du dément [58]. La rispéridone même aux posologies de 0,25 à 1 mg par jour a bien montré son efficacité dans le traitement des signes psychotiques, de l'agitation et de l'agressivité dans la maladie d'Alzheimer [25].

L'*olanzapine* a démontré une action supérieure au placebo sur les idées délirantes et les hallucinations de patients alzheimériens institutionnalisés (n = 206), à une posologie de 2,5 à 5 mg/jour sur une durée de 6 semaines [31]. Elle présente moins d'effets extrapyramidaux, mais son action sédative doit être prise en compte, de même que le problème de sa tolérance vasculaire. Il n'est cependant pas évident que les neuroleptiques atypiques posent plus de problèmes de tolérance vasculaire que les neuroleptiques classiques chez le sujet âgé dément.

D'autres antipsychotiques atypiques ne sont pas commercialisés en France : *quétiapine* (Seroquel®) et *ziprazidone* (Zeldox®). Dans une étude ouverte de 184 patients (dont 43 % MA et 6 % DVa), la quétiapine à 25 à 350 mg/j s'est montrée efficace sur les symptômes psychotiques. Dans une étude ouverte de Onor *et al* [64] comportant 30 patients MA présentant des SCPD à type de délire, hallucination, agressivité, irritabilité, dépresssion, errance et trouble du rythme nycthéméral évalué aux échelle NPI et Behave-AD, l'utilisation de 50 à 200 mg/j de quétiapine a permis une réduction significative des SCPD sur ces deux échelles (à 2, 4, 6 et 8 semaines). Dans une étude rétrospective de sujets MA et DVa, la ziprazidone a permis une diminution du NPI moyen concernant les items psychotiques.

Une étude préliminaire de Kasckow *et al* sur l'*aripiprazole* (Abilifly®), en double aveugle, à une posologie de 10 mg/j chez 192 patients Alzheimériens a permis de mettre en évidence une amélioration à 10 mois des éléments psychotiques (baisse de la « psychosis subscale » à la BPRS) [60].

L'utilisation de la *clozapine* pour sa part est limitée par la nécessité d'une surveillance hématologique régulière. Ce produit est réservé au traitement des symptômes psychotiques de patients déments présentant des symptômes extra-pyramidaux marqués ou de patients atteints de maladie de Parkinson. La posologie est faible, 25 mg/j. La clozapine n'est donc pas indiquée dans les démences de type Alzheimer, comme elle l'est dans les psychoses dopaminergiques de la maladie de Parkinson, à cause de la difficulté à contrôler la tolérance hématologique [58].

Dans une étude ouverte de Mauri *et al* [65] portant sur 18 patients atteints de maladie d'Alzheimer aux stades modérés à sévères, l'utilisation d'*amisulpride* (Solian®) pendant 12 semaines à permis une réduction du score NPI total, et notamment des items agitation, agressivité, délire, irritabilité et anxiété. Il n'a pas été rapporté de problème significatif de tolérance (sédation, détérioration cognitive ou syndrome extrapyramidal).

c) *Agitation, Agressivité*

Concernant les neuroleptiques classiques, l'étude TIAGE (étude multicentrique randomisée en double aveugle, n = 306) montre une efficacité équivalente du *tiapride* (Tiapridal®, 100 à 300 mg/j) et de l'halopéridol (2 à 6 mg/j), avec une supériorité de ces deux molécules par rapport au placebo. Cependant le profil de tolérance du tiapride apparaît plus favorable (avec moins de survenue d'effets secondaires - sur des données parcellaires [durée de traitement de 21 jours] ce produit semble mieux toléré tant au plan moteur que cognitif [25]) que l'halopéridol. Ainsi le tiapride semble avoir moins d'effets délétères ; à doses faibles (inférieures à 300 mg/j) ce médicament est donc utile dans les états d'agitation avec ou sans agressivité de la maladie d'Alzheimer.

Concernant les antipsychotiques atypiques, l'efficacité de la rispéridone est à ce jour la mieux documentée. Les données sur l'olanzapine, mais surtout la quétiapine ou la ziprazidone sont encore très partielles.

Chez 625 patients atteints de maladie d'Alzheimer (67 à 80 % des cas), de démence vasculaire ou de démence mixte, à un stade avancé, Katz *et al* [48] ont montré dans l'agitation l'efficacité de trois posologies quotidienne de rispéridone (0,5 mg, 1 mg, et 2 mg) par rapport au placebo pendant une durée de 12 semaines. L'existence d'une relation dose effet indésirable avec la rispéridone (effets extrapyramidaux, somnolence, oedèmes périphériques) conduit les auteurs à recommander une posologie quotidienne de 1 mg/jour.

La rispéridone aux posologies de 0,25 à 1 mg par jour a donc bien montré son efficacité dans le traitement des signes psychotiques, de l'agitation et de l'agressivité dans la maladie d'Alzheimer [25].

Dans une étude de De Deyen et al (1999) portant sur des MA, DVa ou mixtes, la rispéridone à moins de 2 mg/j réduit mieux l'agressivité que l'halopéridol à moins de 2 mg ou le placebo. La rispéridone est mieux tolérée induisant moins d'effets extrapyramidaux et cognitifs, ne réduisant pas le MMSE. En revanche la fréquence des sédations était identique pour les deux molécules [58].

Dans une étude randomisée en double aveugle de De Deyn et al [66], réalisée chez des patients alzheimériens ayant des SCPD à type de délire ou d'hallucination, un traitement par *olanzapine* (à 1 - 2,5 - 5 ou 7,5 mg/jour) a été comparé au placebo durant 10 semaines. La baisse du score NPI/NH Psychosis total (délire + hallucinations) a été observée dans les cinq branches traitées. Cependant, la chute du score a été plus importante dans le groupe à 7,5 mg/jour, et la médiane temporelle de la réponse était également plus courte pour ce groupe. Dans chaque branche, il n'a pas été noté de signes extrapyramidaux ou d'atteinte cognitive significative, ni de modification des niveaux sériques des triglycérides, des cholestérols, ou de la glycémie. De Deyn et al concluent donc que l'olanzapine à 7,5 mg/jour est un traitement bien toléré et efficace sur les symptômes psychotiques associés à la maladie d'Alzheimer.

Au total, concernant ces deux molécules, comparativement au placebo, le score aux échelles comportementales globales (BEHAVE-AD ou NPI) est significativement réduit avec 1 ou 2 mg de rispéridone, surtout pour l'agressivité et le délire (Katz et al, 1999) ou avec 5 et 10 mg d'olanzapine, surtout pour les manifestations psychotiques (mais pas avec 15 mg) (Street et al, 2000). L'analyse par items montre une action de la rispéridone dès 0,5 mg sur l'agressivité mais pas sur les hallucinations. L'olanzapine est efficace, elle, sur l'agitation et l'agressivité et sur les manifestations psychotiques incluant les hallucinations dès 5 mg, contrairement à la rispéridone dont l'effet est dose dépendant.

La rispéridone, comme l'olanzapine ne modifient pas l'état cognitif mesuré par le MMSE. Les manifestations parkinsoniennes sont plus fréquentes lorsque l'on atteint 2 mg avec la rispéridone, et sont comparables avec l'olanzapine. La somnolence est un des deux effets indésirables les plus fréquents des deux molécules tandis que les troubles de la marche sont surtout rapportés avec l'olanzapine.

d) *Troubles du sommeil*

Des neuroleptiques sédatifs à faible posologie au premier rang desquels l'alimémazine (Théralène®) peuvent être utilisés, mais leur efficacité n'a pas été démontrée dans le cadre d'études contrôlées en double aveugle. Les hypnotiques agonistes benzodiazépiniques partiels à dose réduite doivent être préférés en première intention [48].

2. Démences vasculaires

Une étude randomisée en double aveugle, multicentrique, de De Deyn *et al* [60], portant sur 969 patients déments âgés de 58 à 105 ans, de type maladie d'Alzheimer (72 %), démences vasculaires (18 %) et démence mixte (10 %) a évalué les SCPD à l'aide de la BEHAVE-AD et de la CMAI après 12 mois de traitement par rispéridone à des posologies différentes. L'amélioration des items délire paranoïde était significative chez les patients recevant plus de 0,75 mg de *rispéridone*/jour. Sur les échelles BEHAVE-AD et CMAI, la réduction du score de l'item agressivité était significative chez les patients recevant également plus de 0,75 mg/jour. La réduction du score BEHAVE-AD total est également significative dans ce groupe. Aucun effet secondaire majeur n'a été à déplorer.

Il apparaît donc que la rispéridone entre 0,75 mg et 4 mg/jour est efficace et bien tolérée chez les sujets âgés déments (Alzheimer, vasculaire ou mixte). Mais la population étudiée est ici hétérogène, et il n'y a pas d'analyse disponible pour chaque groupe.

3. Démence à corps de Lewy

Dans la démence à corps de Lewy, une hypersensibilité aux neuroleptiques (en rapport avec une dysrégulation des récepteurs dopaminergiques D2 - réduction des récepteurs D2 striataux) doit en faire éviter l'usage [25].

Cette hypersensibilité peut s'exprimer sous la forme d'une sédation, d'une confusion mentale, d'un syndrome parkinsonien sévère (avec rigidité, troubles posturaux, chutes), d'un déclin cognitif parfois irréversible, et menant parfois au décès [29]. Elle survient dans 25 à 50 % des cas [13]. Il existe alors un risque de surmortalité multiplié par un facteur 2 à 3 [3]. Les antipsychotiques de nouvelle génération utilisés à faibles posologies sont plus sûrs de ce point de vue, mais des réactions d'hypersensibilité sont documentées pour la plupart d'entre eux, et ils doivent être utilisés avec une grande prudence. Il est avancé que la perte neuronale des noyaux caudé et du putamen pourrait être exacerbée par les traitements neuroleptiques [29].

Pourtant, les manifestations psychotiques dans cette pathologie mettent le patient en danger. Ainsi, lors de syndrome délirant ou hallucinatoire, on peut être amené à discuter l'introduction d'un nouvel antipsychotique [40]. Si les neuroleptiques et les antipsychotiques ne peuvent pas être considérés comme des traitements de première intention des SCPD, ils peuvent cependant jouer un rôle dans les cas sévères et résistants [29].

En effet, certaines manifestations psychotiques sont résistantes aux inhibiteurs de l'acétylcholinestérase ou le deviennent. Des améliorations de symptômes psychotiques ont été rapportées avec les nouveaux antipsychotiques usuels : la rispéridone et la clozapine (dans des cas cliniques isolés), d'autres avec l'olanzapine ou la quiétiapine (dans des études ouvertes). Cependant, aucune étude en double aveugle n'est encore disponible à ce jour.

Une étude de Cummings *et al* (2002), a pu mettre en évidence, en utilisant la NPI, chez 29 démences à corps de Lewy, une réduction significative par l'*olanzapine* des éléments délirants et hallucinatoires, exclusivement à la posologie de 5 mg/jour après 6 semaines de traitement : 80 % des patients traités par 5 mg d'olanzapine avaient une réduction d'au moins 50 % du sous-score « hallucinations ».

Takahashi *et al* (2003) rapportent un effet positif de la ***quetiapine*** dans une série de 9 patients déments à corps de Lewy ayant des manifestations psychotiques (score supérieur à 3 aux items agitation/agressivité, hallucination, délire lors de l'inclusion). Cinq des neuf patients avaient une réduction de plus de 50 % du sous-score de la NPI comprenant « hallucination + délire + agitation » [26]. Les effets secondaires rapportés ont été une somnolence et une hypotension orthostatique. Enfin cette molécule a montré son effet dans deux cas d'hallucinations visuelles réfractaires au donépézil.

Le problème des nouveaux antipsychotiques reste malgré tout leur tolérance, même si elle est bien meilleure que celle des neuroleptiques classiques. Des cas de syndrome malin ont été rapportés avec les nouveaux antipsychotiques. En dehors de ce risque gravissime, les effets secondaires principaux sont les troubles de la vigilance et les troubles de l'équilibre qui peuvent conduire à l'arrêt du traitement même à faible posologie [26]. Les autres risques sont l'exacerbation d'un syndrome extrapyramidal et la majoration du déclin cognitif (ce n'était cependant pas le cas avec 5 mg d'olanzapine, ni avec 25 à 75 mg de quetiapine dans des études de courte durée).

Aucune augmentation du risque de survenue d'accidents vasculaires n'a été rapportée à ce jour lors de l'utilisation des nouveaux antipsychotiques, dans les études portant sur la démence à corps de Lewy [40]. Mais il est vrai que les populations traitées sont moindres que dans les études concernant la maladie d'Alzheimer.

4. Démence fronto-temporale

Il est observé que les neuroleptiques peuvent provoquer une aggravation des troubles du comportement (apathie, akathisie) et des comportements d'urinations réversibles après sevrage [18]. De plus ils majorent les problèmes hypotensifs préexistants. *Les neuroleptiques doivent donc être évités dans la démence fronto-temporale.*

Pourtant selon certains cas cliniques rapportés, les antipsychotiques atypiques peuvent être efficaces dans le traitement de l'agitation [29].

Les troubles du sommeil répondent peu aux benzodiazépines classiques ou aux agonistes partiels, mais la quetiapine pourrait être efficace [19].

VI. ANTICHOLINESTERASIQUES

1. Maladie d'Alzheimer

Quatre inhibiteurs des cholinestérases ont l'autorisation de mise sur le marché dans le traitement de la maladie d'Alzheimer : tacrine, donépézil, rivastigmine et galantamine.

Dans des études en ouvert ou contrôlées incluant un petit nombre de patients dans les stades légers à modérés, la tacrine, le donépézil et la galantamine ont montré leur efficacité sur l'apathie, les symptômes dépressifs, l'anxiété, l'agitation et les hallucinations [31]. Quand il existe, l'effet est relativement précoce, consistant en une stabilisation ou un retard de l'apparition des SCPD. Dans les formes plus tardives de la maladie, l'effet pourrait être en partie curatif [25].

A ce jour, seule la galantamine possède dans son autorisation de mise sur le marché une efficacité démontrée sur les SCPD mesurée par le NPI dans la maladie d'Alzheimer.

a) *Apathie*

L'apathie est améliorée significativement par les anticholinestérasiques utilisés aux doses habituelles dans la maladie d'Alzheimer [3] (l'amélioration d'un domaine pouvant en elle-même en améliorer d'autres). Tacrine, donépézil et galantamine ont en effet montré leur efficacité sur l'apathie [10, 25].

Qui plus est, selon Kaufer *et al* [10, 48], dans la maladie d'Alzheimer, l'apathie est le symptôme sur lequel l'efficacité des anticholinestérasiques apparaît la plus robuste.

b) Eléments d'allure psychotique

Les inhibiteurs cholinestérasiques n'ont généralement pas d'effet antipsychotique dans la maladie d'Alzheimer [40], sauf sur les hallucinations. La tacrine, le donépézil et la galantamine semblent en effet efficaces sur les hallucinations [10]. Il en est de même pour le metrifonate [13].

c) Agitation

Comme nous l'avons vu, la tacrine, le donépézil et la galantamine ont montré leur efficacité sur l'agitation.

2. Démences vasculaires

Dans une étude d'abord en double aveugle puis avec une extension ouverte, portant sur 459 patients, Kurz *et al* se sont intéressés à l'effet de la galantamine dans la maladie d'Alzheimer, les démences vasculaires et les démences mixtes [45]. La galantamine est un anticholinergique possédant un double mode d'action (inhibition de l'acétylcholinestérase et modulation des récepteurs nicotiniques centraux tendant à augmenter la transmission cholinergique). L'extension ouverte évalue les patients avec le NPI et l'ADAS-cog/11.

La galantamine s'est montrée efficace dans le maintien des cognitions et dans la prévention de l'émergence des SCPD majeurs sur la période de un an, et ce chez les patients atteints de démence vasculaire ou de démence mixte.

Erkinjuntti *et al* ont montré comment dans les essais cliniques contrôlés avec le donépézil, la galantamine et la rivastigmine sur des sujets déments vasculaires aussi bien que déments mixtes, apparaît une amélioration sur les fonctions cognitives, sur les SCPD et sur la qualité de vie [10]

Le *donépézil* a démontré son efficacité et sa bonne tolérance dans les démences vasculaires, et ce dans les trois domaines cités précédemment. Les effets secondaires rapportés dans les études sont des diarrhées, nausées, arthralgies, crampes, anorexie et céphalées [10].

96

La *galantamine* est un inhibiteur cholinestérasique, mais elle module également les récepteurs nicotiniques centraux afin d'augmenter la neurotransmission cholinergique. L'analyse des études montre qu'elle améliore également les patients dans tous les domaines (cognitifs, SCPD et qualité de vie) [10].

La *rivastigmine* est à la fois un inhibiteur de l'acétylcholinestérase et de la butirylcholinestérase. Son effet sur les fonctions cognitives des démences vasculaires reste à montrer, mais il a pu être établi dans une étude (portant sur peu de patients il est vrai) [10] qu'elle améliore les résultats au test du cadran de l'horloge et les SCPD.

3.   Démence à corps de Lewy

Il n'existe pas de molécules ayant l'autorisation de mise sur le marché spécifiquement pour la démence à corps de Lewy.

Il existe peu d'essais thérapeutiques sur les traitements de la démence à corps de Lewy, principalement parce que cette maladie n'a été décrite que récemment, mais aussi parce que le diagnostic clinique nécessite une certaine expertise.

Avant toute chose, il faut garder à l'esprit que si un antiparkinsonien doit être prescrit, il doit toujours viser la dose acceptable la plus basse de lévodopa en monothérapie. Cependant, selon Court *et al* [13], il n'existerait que peu d'informations et des preuves limitées concernant l'implication de la lévodopa sur les hallucinations dans ces pathologies.

Les symptômes neuropsychiatriques de la démence à corps de Lewy les plus visés par un traitement sont les hallucinations visuelles, les délires, les fausses reconnaissances, l'apathie, l'anxiété et la dépression.

Les inhibiteurs des cholinestérases (tacrine, donépézil, rivastigmine, et galantamine) apportent une amélioration symptomatique significative, cognitive et comportementale dans la démence à corps de Lewy [67], et ce dans environ 70 % des cas [29]. Ils sont même plus efficaces dans la démence à corps de Lewy que dans la maladie d'Alzheimer pour laquelle ils avaient été initialement développés [40]. Les anticholinestérasiques sont jugés par les experts être parmi les traitements de première intention des symptômes cognitifs et psychiatriques de la démence à corps de Lewy, bien que seulement deux études contrôlées en double aveugle aient été réalisé, et que les études ouvertes n'apportent que des données limitées. Cliniquement, deux variables ont été identifiées comme ayant un effet favorable sur la réponse aux anticholinestérasiques : la présence d'hallucinations visuelles et le faible déclin cognitif [40].

Les effets indésirables des inhibiteurs de l'acétylcholinestérase rapportés dans la démence à corps de Lewy sont ceux habituellement observés, dominés par les troubles digestifs. L'hypercholinergie peut également causer une hypersiallorrhée, et exacerber l'hypotension orthostatique et les chutes. Ils paraissent très fréquents dans cette pathologie, représentant 92 % dans un essai en double aveugle avec la rivastigmine, ce qui est compensé par un taux également élevé avec le placebo (75 %) ; représentant 48 % dans un essai ouvert avec la galantamine [40].

Les essais cliniques restent cependant à faire pour préciser l'utilisation de ces médicaments.

La *rivastigmine*, lors d'un essai en double aveugle [40], a montré son efficacité dans les stades légers à modérés de démence à corps de Lewy sur l'apathie, l'anxiété, l'instabilité psychomotrice, les hallucinations, et le délire – à l'inverse cinq autres symptômes n'étaient pas modifiés par la rivastigmine : l'agitation, les symptômes dépressifs, l'irritabilité, les troubles du sommeil et des conduites alimentaires. D'autres études trouvent une efficacité de la rivastigmine dans les domaines suivants : apathie, symptômes dépressifs, anxiété, agitation et hallucinations [25]. A long terme, la rivastigmine paraît avoir un effet préventif sur l'émergence des SCPD.

Le *donépézil* peut présenter un effet favorable sur les hallucinations, l'agitation, l'apathie et l'irritabilité de certains patients ayant une démence à corps de Lewy, avec parfois une disparition des hallucinations résistantes aux neuroleptiques, après 14 jours de traitement à une posologie de 10 mg/j [40].

La *galantamine*, dans une étude ouverte sur 25 patients, après 12 semaines de traitement, permet une réduction moyenne de 7,5 points au score total de la NPI, mais 28 % des patients ont malgré tout une aggravation du score. En revanche, le sous-score « hallucination + délire + dépression + apathie » est significativement réduit, et aucun des patients ne présente une augmentation du score après traitement.

a) *Apathie*

Rivastigmine, donépézil et galantamine sont donc efficaces dans l'apathie de la démence à corps de Lewy [3, 40, 62].

b) *Anxiété*

La rivastigmine s'est montrée efficace sur l'anxiété de la démence à corps de Lewy [40].

c) *Symptômes thymiques*

Le seul essai en double aveugle d'un inhibiteur de la cholinestérase – la rivastigmine – n'a pas montré d'effet positif sur les signes dépressifs dans la démence à corps de Lewy [40].

d) *Symptômes d'allure psychotique*

Si dans la démence à corps de Lewy les inhibiteurs de l'acétylcholinestérase ont montré un effet favorable sur les fonctions cognitives, ils ont aussi montré un effet antipsychotique.

Les hallucinations visuelles, témoins d'un important déficit cholinergique comme nous avons pu l'aborder lors de la physiopathologie, prédisent une meilleure réponse aux inhibiteurs de l'acétylcholinestérase. Les hallucinations sont corrigeables par la rivastigmine, le donépézil et la galantamine.

Le délire est corrigeable par la rivastigmine et la galantamine.

De nouvelles orientations de recherche émergent dans le traitement des phénomènes hallucinatoires liés à la démence, concernant le système nicotinique, notamment des molécules visant la sous-unité $\alpha7$ des récepteurs nicotiniques [13].

e) *Troubles du sommeil*

Plusieurs cas d'amélioration des troubles du sommeil et du comportement nocturne (vus aux chapitres précédents) ont été rapportés avec les inhibiteurs de la cholinestérase [3].

En revanche, pour un groupe de patients, dans un essai en double aveugle avec la rivatigmine, il n'y avait pas d'amélioration de l'item trouble du sommeil à l'échelle NPI.

Dans certains comportements oniriques, les inhibiteurs de l'acétylcholinestérase peuvent s'avérer inefficaces [62], sans que cela ne repose sur une étude contrôlée, randomisée, en double aveugle.

Certains experts recommandent désormais la thérapie par anticholinestérasique comme le traitement de première intention des SCPD chez les patients ayant une démence à corps de Lewy [29].

4. Démence fronto-temporale

Les inhibiteurs de l'acétylcholinestérase sont inefficaces, voire délétères, dans la démence fronto-temporale où il n'y a pas de déficit cholinergique. Ils sont le plus souvent mal tolérés, peuvent engendrer une augmentation de l'agressivité, et n'améliorent que rarement les fonctions cognitives. Ils ne sont donc pas indiqués [68].

VII. ANTIGLUTAMATERGIQUES

La mémantine est active dans la maladie d'Alzheimer aux stades modérément sévère à sévère sur les habiletés fonctionnelles, les fonctions cognitives et les manifestations comportementales évaluées par le NPI. Elle aurait notamment une action sur la composante délirante [25].

VIII. DIVERS

1. Maladie d'Alzheimer

a) <u>Buspirone</u>

La buspirone est efficace sur certaines manifestations d'agitation et d'anxiété à des posologies variant de 15 à 45 mg/jour, comme cela est rapporté dans des observations isolées (démence par multi-infarctus, DTA), ainsi que dans une étude ouverte de 10 patients. Cependant, en pratique, le délai prolongé, de 5 jours à 2 semaines, en limite l'usage, au moins en monothérapie.

b) <u>β-bloquants</u>

Les β-bloquants non-cardiosélectifs, sans activité sympathique intrinsèque ***propranolol*** – Avlocardyl® (posologie progressive jusqu'à 80 à 100 mg/jour), ou avec activité sympathique intrinsèque ***pindolol*** – Visken®, ont démontré leur efficacité dans le traitement des manifestations d'agressivité chez le sujet dément ayant résisté aux neuroleptiques [48]. Néanmoins, les effets sur les récepteurs β–adrénergiques du cœur, des vaisseaux ou des bronches limitent leur utilisation en pratique courante chez les sujets âgés.

c) <u>Hypnotiques</u>

Les hypnotiques de type agonistes benzodiazépiniques partiels que sont le zolpidem (Stilnox® - 10 mg) et le zopiclone (Imovane® - 3,75 et 7,5 mg) sont efficaces chez le sujet âgé de plus de 65 ans, à condition de diminuer de moitié les posologies recommandées chez l'adulte [48]. Ils peuvent être efficaces aux stades légers de la démence.

Aux stades sévères de la démence, différents moyens thérapeutiques sont largement utilisés, dont les benzodiazépines à demi-vie courte, sans métabolites actifs. Mais leur efficacité n'a pas été démontrée dans le cadre d'études contrôlées en double aveugle.

d) <u>Xanomeline</u>

Des données préliminaires, non confirmées, émettent l'hypothèse que la xanoméline, un agoniste muscarinique pourrait être efficace dans le traitement de la dépression au cours de la MA. Mais il ne s'agit que de perspectives thérapeutiques [29].

2. Démence à corps de Lewy

a) *Anxiété*

Certains auteurs, comme Rampello *et al* [62], recommandent dans l'anxiété l'utilisation de benzodiazépines à demi-vie courte ou moyenne comme le lorazépam ou l'oxazépam, sans que cela ne repose sur des études contrôlées, randomisées, en double aveugle.

b) *Troubles du sommeil*

Dans certains comportements oniriques, il est recommandé de proposer le *clonazépam* (Rivotril®), sans que cela ne repose sur une étude contrôlée, randomisée, en double aveugle [65].

c) *Agitation*

Rampello *et al* [62], comme dans l'anxiété recommandent l'utilisation de benzodiazépines à demi-vie courte ou moyenne comme le lorazépam ou l'oxazépam, sans encore que cela ne repose sur des études contrôlées, randomisées, en double aveugle. Ils précisent tout de même que les benzodiazépines sont moins adaptées en cas d'agitation sévère que les antipsychotiques, tout en les maniant avec extrême prudence face au risque létal (liée à la déplétion dopaminergique).

3. Démence fronto-temporale

Les signes extrapyramidaux (tremblement, rigidité, akinésie), qui surviennent tardivement dans la maladie, peuvent céder sous **agonistes dopaminergiques** ;

cependant ces derniers favorisent l'émergence d'éléments psychotiques. Ainsi, les symptômes parkinsoniens posent de réels problèmes, y compris avec l'utilisation des antipsychotiques atypiques.

Les troubles du sommeil répondent peu aux benzodiazépines classiques ou aux agonistes partiels. Qui plus est, les benzodiazépines aggravent l'agitation et la confusion [63].

Sachant que l'utilisation de molécules benzodiazépiniques, anticonvulsivantes ou antipsychotiques peut avoir comme effets secondaires associés des vertiges, des chutes ou des désinhibition paradoxales, tout patient ayant un tel traitement doit être l'objet d'une surveillance accrue.

Dans tous les cas, malgré la fréquence des SCPD dans les démences fronto-temporales, il n'existe pas de publication d'études contrôlées concernant leur traitement dans cette pathologie, et les études ouvertes sont rares.

Les traitements qui doivent faire l'objets d'études à venir dans la démence fronto-temporale sont la tianeptine, le piracetam et la mémantine [19].

IX. <u>PLACE DE L'ELECTRO-CONVULSIVOTHERAPIE.</u>

Dès 1946, Jean Delay soulignait l'intérêt de l'électroconvulsivothérapie chez le sujet âgé déprimé dément. Aujourd'hui, le recours à cette « vieille thérapeutique du futur » reste parfois nécessaire. L'éléctroconvulsivothérapie (ECT) n'aggrave pas le processus dégénératif. Les traitements prolongés par ECT (ECT de maintenance) n'entraînent ni dommages cérébraux ni accélération du cours évolutif de la démence. En fait, l'ECT est souvent mieux toléré que les antidépresseurs, IMAO et imipraminiques en particulier, et a l'avantage d'agir rapidement. En permettant un meilleur monitoring et le réglage des différents paramètres du stimulus électrique, les nouveaux appareils ont contribué à élargir encore le champ des indications des ECT à une population de patients qui, autrefois, auraient pu être considérés comme trop âgés ou trop altérés sur le plan général [30].

Les techniques de stimulation magnétique transcrânienne (TMS) pourraient constituer, dans un avenir proche, une alternative intéressante nécessitant des études contrôlées.

APPROCHE PSYCHO-ENVIRONNEMENTALE

Une approche non pharmacologique peut être préventive sur certains SCPD ou thérapeutique sur ceux déjà constitués. Elle fait appel aux thérapies cognitives et comportementales, aux psychothérapies de soutien, aux thérapies occupationnelles et à l'art thérapie (APA, 1997). Elle se réalise en consultation mémoire, psychiatrique, gériatrique, en hôpital de jour ou parfois même en hospitalisation [30].

Ces approches non pharmacologiques doivent toujours être utilisées en première intention [25].

I. INTERVENTIONS CENTREES SUR LA RELATION AIDANT-PATIENT

Les aidants peuvent être informels, comme un membre de la famille, ou professionnels. La personne âgée fait appel, selon un modèle hiérarchique compensatoire, aux personnes les plus proches, comme le conjoint ou les enfants, et à défaut d'enfants, à des membres de la famille plus éloignés. En l'absence de réseau familial, la personne fera souvent appel aux relations amicales ou de voisinage.

La détresse de l'aidant et la détérioration des relations interpersonnelles entre lui et le patient peuvent exacerber les SCPD.

Trois types d'interventions visant à diminuer le fardeau de l'aidant peuvent être proposées :

- Soutien psychologique. Un soutien familial adapté permet de retarder de près d'un an l'institutionnalisation de la personne démente [31].
- Programmes de formation. L'information et la formation doivent porter sur la maladie, les techniques de gestion des SCPD, les techniques visant à assurer le bien-être et la sécurité physique du patient ainsi que celles permettant de mieux aider le patient pour ses activités de base et enfin, les divers possibilités d'aides extérieures.

- Actions psychoéducatives. Il est démontré que les actions psychoéducatives diminuent significativement l'incidence des SCPD chez le patient et de la dépression chez l'aidant [25].

La mise en place d'un réseau de soutien est importante : l'existence d'un support social, de relations amicales ou d'un confident est nécessaire au bien être de toute personne aidante.

Les aides extérieures (par exemple centres d'accueil de jour). Elles réduisent de nombreux indicateurs de stress chez l'aidant et apparaissent plus efficaces lorsqu'elles sont mises en place de façon préventives [25].

En cas de placement en institution de la personne malade, il est essentiel que l'aidant continue à participer à l'aide ou à la prise de décision dans la gestion de la prise en charge.

II. INTERVENTIONS CENTREES SUR L'ENVIRONNEMENT DU PATIENT

1. Aménagement de l'environnement spatial

Un environnement rassurant peut soulager les SCPD et permettre de vivre avec un minimum de sécurité pour le malade comme pour l'aidant [25].

2. Aménagement de l'environnement temporel

Il convient d'essayer de respecter les rythmes de vie du patient. L'organisation du cadre temporel, le renforcement des indicateurs normaux de temps sont particulièrement importants [25].

3. Approches psychothérapeutiques et sociothérapeutiques

Il est difficile de tirer des conclusions valides d'études peu nombreuses et souvent de qualités méthodologiques moyennes [25]. Néanmoins il existe des recommandations et consensus d'experts précisant ces traitements :

- Approches orientées sur les comportements. Elles sont destinées à interrompre ou réduire les activités ou situations qui favorisent l'apparition des SCPD.
- Approches orientées sur les émotions comme l'évocation du passé (« *reminiscence therapy* »).
- Thérapie par empathie.
- Stimulation par la présence d'un proche.
- Approches destinées à stimuler le patient. Ces techniques sont indiquées plus particulièrement contre l'apathie et utilisent le principe de stimulation externe sensorielle, motrice ou cognitive, comme les activités manuelles de groupe, l'écoute de la musique, l'utilisation d'animaux domestiques.

Par exemple, selon Lebert *et al* [40], la faible anosognosie de ces patients comparativement aux patients atteints d'une maladie d'Alzheimer explique l'intérêt en cas de trouble thymique d'un soutien psychothérapeutique qui peut prendre la forme, par exemple, d'un groupe de parole.

a) *Stimulation cognitive*

La stimulation cognitive qui s'appuie sur le concept d'activation cérébrale a une action positive non seulement sur la cognition mais également sur le bien-être des patients et des familles pouvant jouer un rôle préventif dans certains troubles du comportement, comme les manifestations dépressives, à condition de ne pas mettre le patient en position répétée d'échec ou d'incapacité [30].

b) *Psychothérapie de soutien*

Bien que la maladie s'accompagne généralement d'une anosognosie, certains patients ressentent de façon très douloureuse la perte progressive de leurs fonctions cognitives en particulier au début de la maladie. Une psychothérapie de soutien est alors souvent nécessaire. Le risque de suicide doit toujours être évalué par un entretien psychiatrique. Des travaux portant sur le lien entre troubles cognitifs et conduites suicidaires permettent de montrer que 4 % des suicidants et 10 % des suicidés âgés souffrent de démence.

c) *Système de protection ou d'alerte*

La dangerosité, les antécédents d'actes de violence, les paroles de menaces, les fausses reconnaissances des proches sont des facteurs de risque de violence au domicile. Cette dangerosité au domicile doit être appréciée par un entretien avec la famille, pouvant être complété d'une visite à domicile. Cela permet d'améliorer la sécurité au domicile en installant des systèmes de protection ou d'alerte.

d) *Protection des biens*

Une protection des biens (sauvegarde de justice, puis curatelle ou tutelle) peut être nécessaire comme en cas de dépenses inconsidérées ou d'idées délirantes de vol.

e) *Famille*

La conduite à tenir ne se limite pas au patient, des actions d'information, d'éducation et de soutien auprès de la famille sont nécessaires. En effet, la prise en charge au domicile, à long terme, d'un proche souffrant de démence est source de stress voire de dépression et peut causer un dysfonctionnement de la relation entre le patient et l'aidant. Les troubles du comportement peuvent également être à l'origine de maltraitance physique et psychique de la part de l'aidant. Un climat d'empathie et d'écoute peut favoriser la verbalisation des sentiments agressifs de l'aidant à l'égard du patient et la prise en charge des troubles. L'information de la famille doit comporter des explications et une discussion concernant la maladie et le projet de soins. L'éducation des proches est également essentielle afin d'anticiper, de reconnaître, de prendre en charge les SCPD. Certains principes de base tels que stimuler et encourager la pratique d'une activité quotidienne de façon adaptée aux capacités du patient ainsi que maintenir une vie sociale sont importants à condition de ne pas le mettre en échec, facteur fréquent d'irritabilité. La charge psychologique, physique et financière aux familles impose de mettre en œuvre un soutien qui peut prendre des formes variées : guides pratiques, sites Internet spécialisés, mise en relation avec des associations de famille comme France-Alzheimer. Parfois, la détresse d'un ou plusieurs membres de la famille nécessite une intervention psychothérapeutique spécifique.

III. INSTITUTIONS

Il existe un lien entre la charge ressentie par l'aidant et l'aggravation des troubles comportementaux et par conséquent le taux d'institutionnalisation [25].

1. Hôpital de jour gériatrique

L'hôpital de jour gériatrique (ou psychogériatrique) a un rôle de diagnostic, ainsi que de prise en charge médicamenteuse et psychologique du patient et de son entourage. Le centre de jour est généralement centré sur la fonction de prise en charge non pharmacologique. Ces deux types de structures sont indiquées lorsque les troubles du comportement du patient sont à l'origine de dysfonctionnements familiaux. En effet, l'hôpital ou le centre de jour peuvent jouer un rôle de médiateur dans la relation patient-famille ainsi que dans la relation médecin généraliste et couple patient-famille.

2. Structures d'hospitalisation temporaire

Le recours à une structure d'hospitalisation temporaire devrait être possible pour rééquilibrer un traitement psychotrope ou soulager un aidant, comme le recours à une institution devrait être possible lorsque les troubles du comportement ne peuvent être gérés au domicile. Le succès de la prise en charge par les différents intervenants dépend d'une part de leur coordination, d'autre part de leur compétence. Il est donc indispensable de leur assurer une formation théorique et pratique. En institution, cette formation a pour but de modifier le regard du soignant et ses pratiques, de développer des relations entre soignants et soignés et entre familles et soignants. Elle permet une approche systématique et constitue un outil de dynamique institutionnelle.

CAS CLINIQUES

I. PREMIER CAS CLINIQUE

M. C est né en 1929. Ses antécédents médicaux/chirurgicaux/psychiatriques notent une embolie pulmonaire en 1992, une bronchite chronique, une exérèse de polypes sinusaux et une prostatectomie en 1999 pour hypertrophie bénigne de la prostate. On retrouve dans ses antécédents familiaux le décès de son père par suicide. Il est marié et a une fille.

A 74 ans (octobre 2003) apparaît chez cet homme sans aucun antécédent psychiatrique un épisode dépressif accompagné de troubles mnésiques. Il est alors traité en ambulatoire par sertaline (100 mg/j), sans aucune amélioration au bout de deux mois. Mais devant l'aggravation du tableau il est hospitalisé en médecine interne deux mois plus tard, avec des avis psychiatriques de liaison. L'examen clinique retrouve une altération de l'état général avec un syndrome d'apathie, un apragmatisme, une aboulie et une lenteur idéomotrice. Les troubles cognitifs sont au premier plan. Le patient paraît perplexe, avec une mimique un peu figée et un comportement calme. Son discours est marqué par des « réponses à côtés » et des troubles de la compréhension. Le rappel des trois mots de Dubois est impossible. Le test de l'horloge est fortement perturbé. Les troubles cognitifs sont vécus dans l'indifférence (anosognosie), et le patient ne donne pas d'explication possible à l'origine de son état. Le MMSE est à 24. Le bilan de démence secondaire est normal. L'entretien avec l'entourage retrouve de possibles hallucinations visuelles, et des idées délirantes à type de préjudice. Parallèlement, sa femme éprouve des difficultés à surmonter l'état de M. C, et se montre facilement irritable envers lui. A ce titre un soutien psychologique est proposé à la femme de M. C.

Quelques mois plus tard, il est à nouveau hospitalisé pour bilan de ce ralentissement psychomoteur. L'IRM cérébrale est normale. Les explorations neuropsychologiques confirment un trouble dysexécutif très important. Une scintigraphie cérébrale a montré un hypométabolisme frontal antérieur modéré évocateur d'une démence fronto-temporale. Un autre avis psychiatrique est

110

demandé : le patient présente une forte anhédonie, un pessimisme, sans émotion esquissée, toujours avec une forte perplexité et une forte apathie. Malgré les troubles cognitifs et le peu d'expressivité du patient un état dépressif mélancolique est suspecté. Un traitement par venlafaxine 200 mg/j permet une franche amélioration de l'état thymique en une dizaine de jours, avec atténuation du ralentissement psychomoteur, amélioration de l'humeur, reprise de l'appétit et de la discussion avec son voisin de chambre. Un traitement adjuvent par alprazolam (0,5 mg/j) est également instauré. Un suivi psychiatrique est mis en place, l'hypothèse d'un syndrome dépressif étant pour l'instant retenue. L'amélioration est confirmée dans la vie quotidienne par le patient et sa fille qui l'accompagne.

De nouvelles explorations neuropsychologiques 3 mois après l'amélioration thymique confirment la persistance de troubles dysexécutifs, et des troubles concernant les praxies constructives alors que la mémoire épisodique en elle-même n'est pas profondément perturbée et est considérée comme satisfaisante (excellents résultats aux tests de Grober et Buschke). Il n'y a pas de syndrome extrapyramidal franc, mais le visage reste globalement hypokinétique. Le diagnostic de maladie avec corps de Lewy diffus est retenu, et un traitement par rivastigmine est débuté à une dose progressive de 6 mg/j ; le suivi psychiatrique dans un Centre Medico-Psychologique est poursuivi.

Discussion :

Il s'agit de l'apparition d'une symptomatologie psychiatrique de novo chez un patient âgé, contexte qui doit faire évoquer la possibilité de manifestations précoces d'une démence débutante. Les tests de dépistage, MMSE et test du cadran de l'horloge se sont révélés à cet égard sensibles. La présentation du patient, avec une forte composante apathique est également évocatrice.

A contrario, le MMSE à 24/30, les difficultés d'évaluation cognitive et la très nette amélioration sous venlafaxine auraient pu faire conclure initialement à un test thérapeutique positif et écarter l'hypothèse d'un état de démence. L'erreur aurait donc été de conclure précocement à un épisode dépressif avec manifestations cognitives. Cependant on note la résistance de la symptomatologie à un premier traitement par

ISRS pur. C'est la répétition du bilan, et la persistance des troubles cognitifs qui permet de compléter le diagnostic de démence avec SCPD.

Le choix du traitement par venlafaxine (pour laquelle il n'existe pas d'étude contrôlée randomisée évaluant son efficacité dans les démences) est supporté par la baisse d'activité des trois systèmes de neuromédiateurs chez le sujet âgé (sérotonine, dopamine, noradrénaline). On constate qu'elle est ici efficace, ce qui n'avait pas été le cas de la sertaline.

Le diagnostic du type de démence n'est pas toujours facile. Il est important en l'occurrence, concernant l'indication d'un anticholinestérasique. La symptomatologie dépressive avec apathie, le trouble dysexécutif et l'hypodébit frontal évoquent une démence fronto-temporale. En effet, dans la forme affective de la DFT, on retrouve en imagerie fonctionnelle un hypodébit dans le cortex préfrontal dorsolatéral supérieur et cingulaire antérieur. Mais l'âge, la présence d'hallucinations visuelles et de délire de préjudice, l'atteinte des fonctions visuo-constructives orientent vers une démence à corps de Lewy, malgré l'absence de syndrome extrapyramidal. La prescription de rivastigmine, alors indiquée, vise à améliorer ou stabiliser les fonctions cognitives, ainsi qu'à prévenir la récidive d'hallucinations visuelles ou d'éléments délirants.

II. <u>DEUXIEME CAS CLINIQUE</u>

Mme B est née en 1932. Ses antécédents médicaux/chirurgicaux/psychiatriques sont résumés à une exérèse d'un nodule du sein gauche, dont l'anatomopathologie est bénigne (adénome).

Elle est mariée, a deux filles et jusqu'à sa retraite travaillait comme femme de ménage.

En 1990, vers l'âge de 58 ans, est apparu un alcoolisme solitaire, suivi en alcoologie. Puis, en 1992, à l'âge de 60 ans, apparaît un trouble obsessionnel compulsif, d'intensité sévère et invalidant. Mme B pose sans cesse des questions en tout genre à sa famille et note les réponses sur un cahier. Elle a de nombreux rites de vérification, ne peut s'empêcher de noter tout ce qui lui passe par la tête (compulsion à écrire) avec la crainte perpétuelle d'oublier. La patiente a cependant conscience de ses troubles (absence d'anosognosie). La plainte émerge autant de la patiente que de son entourage. Une consultation psychiatrique verra la mise en route d'un traitement par Halopéridol® et Ludiomil® (maprotiline, imipraminique à 75 mg/j). Devant l'absence d'amélioration au bout de 6 mois de traitement, et l'apparition d'un syndrome dépressif secondaire, une hospitalisation est réalisée, ne notant pas de trouble cognitif. Le traitement proposé est alors Anafranil® (clomipramine) 150 mg/j, Buspar® (buspirone) 30 mg/j et Rohypnol® (flunitrazépam) 1mg/j. Il permet l'amélioration à la fois du syndrome dépressif et du syndrome obsessionnel compulsif, laissant persister quelques idées obsessionnelles et quelques rites de vérification. En 1996, un essai de décroissance de la posologie de la maprotiline avait conduit à une recrudescence des troubles.

En novembre 1998, à l'âge de 67 ans, une consultation neurologique est réalisée devant des plaintes mnésiques. Le traitement est rediscuté, l'Anafranil® et le Melleril® (thioridazine, une phénothiazine) qu'elle prend alors étant anticholinergiques. Elle prend également de l'Atrium® (fébarbamate, difébarbamate et phénobarbital). Le bilan neuropsychologique met en évidence des troubles de la mémoire importants associés à des troubles du langage et des praxies constructives, profil évocateur d'une maladie d'Alzheimer. Le bilan de démence, notamment la TDM cérébrale, est normal. Un traitement par rivastigmine est mis en place progressivement, jusqu'à 6 mg/j. L'hypothèse est alors d'envisager ses troubles obsessionnels compulsifs comme un mécanisme compensateur ou défensif vis-à-vis du trouble mnésique.

L'arrêt logique de la clomipramine et de la thioridazine (molécules ayant une action anticholinergique) en janvier 1999 a cependant engendré une aggravation brutale des troubles obsessionnels compulsifs, nécessitant alors une nouvelle hospitalisation en psychiatrie. Les troubles mnésiques sont remarqués par l'entourage depuis un an et demi. Dans le service, ces troubles sont confirmés, de même que des troubles de l'orientation et une apraxie constructive. Le MMSE est alors à 23. Quelle que soit l'étiologie de ce trouble psychiatrique, il semble répondre au traitement antidépresseur. Sa sortie se fait donc avec une molécule qui ne soit pas néfaste sur le plan neurologique, paroxétine 20 mg/j, alprazolam 0,675 mg/j et rivastigmine 6 mg/j. Son état est alors stabilisé, avec toujours quelques compulsions à écrire, mais cela semble bien toléré. Devant la majoration des effets secondaires anciens de la rivastigmine, à type de troubles digestifs, cette dernière est substituée par le donépézil à 10 mg/j.

Fin 1999, les troubles de la mémoire et les compulsions à écrire se sont aggravés. Cependant, Mme B reste adaptée dans la vie quotidienne, tenant sa maison, faisant ses courses. Le traitement n'est pas modifié. Un bilan neuropsychologique retrouve, 18 mois après les précédents, une dégradation avec un MMSE qui passe de 22 à 19, ce qui renforce alors le diagnostic de maladie d'Alzheimer.

En janvier 2002, elle est hospitalisée pour syndrome anxio-dépressif léger en service de psychiatrie. Elle est perplexe et suggestible. Son mari rapporte une aggravation de la graphorrhée et des questions qu'elle lui pose. Il existe une importante angoisse d'oublier ; les troubles obsessionnels compulsifs sont au premier plan. Son traitement de sortie est paroxétine 40 mg/j, et donépézil 10 mg/j. L'évolution des troubles mnésiques paraît très lente, et l'examen neuropsychologique montre que l'indiçage et la reconnaissance ont toujours été nettement supérieurs au rappel libre. L'orientation dans le temps et dans l'espace est considérée comme très satisfaisante au vu de l'évolutivité des troubles depuis une dizaine d'années. La reprise de la TDM de 1998 retrouve une atrophie sous-corticale notamment des cornes frontales ainsi que des vallées sylviennes. L'hypothèse d'une démence de type fronto-temporale est alors évoquée, mais ne sera pas confirmée par la suite.

En 2003, alors qu'elle bénéficie toujours d'un suivi CMP avec entretiens individuels et familiaux, apparaissent des crises de colère avec désespoir en réaction à des réflexions de l'entourage. Le donépézil est diminué de moitié, la paroxétine maintenue. Les troubles obsessionnels compulsifs ne sont plus présents. Mme B arrive à gérer le quotidien pour peu qu'elle ne soit pas trop sollicitée. Fin 2003, Mme B est plus agressive, plus « tendue », ce qui ne correspond pas à sa personnalité habituelle. Elle n'est pas persécutée, mais tient des propos en dehors de la réalité, sans discussion possible. Une consultation ORL retrouve deux énormes bouchons de cérumen, ainsi qu'une presbyacousie bilatérale avec courbe descendante vers les aigus de l'ordre de 50 à 60 dB, justifiant un appareillage auditif.

Début 2004, son traitement est paroxétine 40 mg/j, rispéridone 1mg/j, donépézil 5mg/j et Equanil® (méprobamate) 250 mg/j. Une prise en charge en accueil de jour est mise en place. Il ne persiste actuellement plus de troubles obsessionnels compulsifs, ni d'agressivité.

Discussion :

Ce cas illustre un mode d'entrée dans une démence purement psychiatrique, à type de trouble alcoolique et de trouble obsessionnel compulsif compliqué de dépression, avec une bonne réponse au traitement antidépresseur associé à une thérapie cognitivo-comportementale. Si la symptomatologie persiste, c'est à minima et avec une bonne acceptation de la patiente et de son entourage. Ce n'est que l'apparition et l'évolution de troubles mnésiques qui permettra d'envisager la démence. Mais le type de démence est difficile à déterminer. On notera l'évolution des SCPD de Mme B, la symptomatologie obsessionnelle compulsive ayant laissé place à une irritabilité, régressive à l'augmentation du traitement ISRS. On retrouve également une modification de son profil psycho-comportemental, avec des éléments persécutifs délirants, qui semblent liés à l'atteinte du système auditif, rappelant à quel point des SCPD peuvent être l'expression d'une atteinte et d'une gêne organique chez ces patients aux fonctions cognitives perturbées.

III. **TROISIEME CAS CLINIQUE**

M. G est né en 1951. On retrouve dans ses antécédents médicaux/chirurgicaux/ psychiatriques notables un AVP en 1974 avec traumatisme crânien ayant occasionné un coma de deux mois. Les séquelles sont minimes puisqu'il reprend une vie professionnelle (commerce à son compte) et familiale normale peu de temps après, sa femme notant simplement une nervosité plus importante qu'auparavant. Sur le plan familial, on retrouve une maladie d'Alzheimer chez la mère.

En 1995, il est hospitalisé pour la première fois en psychiatrie pour syndrome dépressif. Devant la présence de plaintes mnésiques (confirmées par sa femme), et d'un bilan neuropsychologique perturbé (troubles dysexécutifs et praxiques), un avis neurologique est demandé. Un deuxième bilan neuropsychologique est réalisé par une neuropsychologue différente trois mois plus tard, et ne retrouve pas de trouble de mémoire authentique. Le bilan de démence (biologie, EEG, TDM cérébrale et tests neuropsychologiques) étant considéré comme normal, il est conclu à un trouble d'ordre névrotique. Son traitement est alors Dépamide® (valpromide) 1200mg/j, Ludiomil® (maprotiline) 75 mg/j, Sulfarlem S25® 3/j, Equanil® (méprobamate) si besoin, Lipanthyl® (fénofibrate) 200 mg/j, Nootropyl® (piracétam, anti-ischémique) 2400 mg/j.

En 1996, il est de nouveau hospitalisé en psychiatrie pour une « phase sub-dépressive chez ce patient présentant une symptomatologie d'involution et des troubles réactionnels à une situation matérielle préoccupante ». Il décrit une aggravation des troubles mnésiques le gênant dans son travail, mais pas dans la vie quotidienne. Il se plaint également d'une irritabilité, d'une auto-dévalorisation. L'examen neuropsychologique ne retrouve que quelques erreurs dans les multiplications, et note l'absence d'aggravation de troubles objectifs depuis un an. Il y a donc peu d'arguments pour un syndrome démentiel.

Début 2004, une consultation neurologique a lieu à l'instigation de sa femme qui décrit des troubles mnésiques s'accentuant de manière importante depuis un an (avec oublis à mesure, tendance à faire répéter, objets égarés). Le traitement est inchangé depuis 1995, et le suivi psychiatrique a été interrompu. Cependant il n'a été rapporté aucune récidive dépressive depuis cette période. M. G est bien orienté, son comportement ne paraît pas profondément altéré. Une évaluation et un suivi psychiatrique sont repris. A cette occasion sa femme décrit parfois, durant deux à trois jours, tous les mois, des phases d'hyperactivité avec logorrhée et agressivité depuis un an. L'hypothèse d'un état hypomane est écartée par l'analyse sémiologique (absence de réduction du besoin de sommeil, absence d'excitation psychique ni d'élation thymique), concluant à une nervosité d'avantage en lien avec des fléchissements anxiodépressifs. Une TDM cérébrale note par ailleurs une atrophie frontale à la fois corticale et sous-corticale avec élargissement des ventricules latéraux dans leur partie antérieure, un élargissement de la scissure inter-hémisphérique antérieure et une atrophie cérébelleuse modérée. Une imagerie par SPECT montre un important hypométabolisme frontal médian supérieur, mais également temporal antérieur. Sur le plan psychocomportemental, il existe une labilité émotionnelle, une irritabilité et des difficultés de concentration. Le Ludiomil® est arrêté progressivement. Le patient rapporte alors se sentir moins fatigué, sans modification de son état. L'Equanil® est également arrêté progressivement.

Fin 2005, alors qu'il existe une amélioration globale du comportement (moins de nervosité, stabilisation du moral) mais une baisse de motivation pour l'activité professionnelle, une IRM montre une atrophie frontale médiane et temporale externe. Une imagerie par TEP confirme l'hypométabolisme de la SPECT, mais celui-ci paraît plus réduit et confiné à la partie médiane des lobes temporaux. Le bilan neuropsychologique retrouve un syndrome dysexécutif (difficultés de flexibilité et d'inhibition, trail making test non réussi). Il n'est pas noté de trouble de nature sémantique, et la mémoire autobiographique est de bonne qualité. Sur le plan psychocomportemental, le patient paraît adapté. Le diagnostic de démence fronto-temporale est envisagé avec réserve au vu d'une évolution particulièrement lente et de la bonne adaptation du patient sur le plan psychocomportemental. Dans cette perspective, il est demandé à la femme de M. G de noter toutes les modifications comportementales qu'elle pourrait remarquer chez son mari.

Au cours de la même année, devant la récidive d'un état dépressif, un traitement antidépresseur est mis en route, d'abord par sertaline puis devant des problèmes de tolérance par citalopram. Le valpromide est arrêté progressivement. Depuis M. G est suivi en CMP, euthymique avec pour seul traitement systématique 20 mg/j de citalopram.

Discussion :

Dans ce cas, la sémiologie est celle d'un trouble affectif initial accompagné de plaintes mnésiques. Ce dernier élément amène à discuter les hypothèses de dépression pseudo-démentielle versus démence pseudo-dépressive, ce qui a bien été exploré. L'étiologie psychiatrique est finalement retenue. Pourtant les plaintes dépressives et mnésiques persistent, et c'est la répétition de leur exploration qui permettra d'orienter le diagnostic de démence fronto-temporale. Ce diagnostic est émis avec réserve au début, justement devant l'absence de manifestation psychocomportementale bruyantes et une évolution lente. C'est ici le caractère modéré des manifestations psychocomportementales qui met en doute l'hypothèse neurodégénérative. Ceci confirme l'importance des SCPD dans la classification des types de démences. Chez M. G, il est retrouvé des épisodes dépressifs, ainsi que des plaintes mnésiques. Cela souligne à quel point en début de la prise en charge il peut exister des difficultés à l'évaluation des fonctions cognitives chez des patients traités avec des psychotropes, posant la question de la iatrogénie et de troubles cognitifs liés à l'état psychique.

Actuellement, le patient est stable avec pour seul traitement du citalopram 20 mg/j. Bien évidemment, un traitement anticholinestérasique n'est pas indiqué.

CONCLUSION

L'expression jusqu'à présent utilisée de « troubles du comportement du sujet âgé » était la conséquence de la grande variabilité étiologique des symptômes psychiatriques avec l'avancée en âge.

Les démences sont la cause la plus fréquente de troubles psychologiques et comportementaux du sujet âgé bien plus que les maladies psychiatriques. Ces troubles en gériatrie sont comme la fièvre en infectiologie, il ne s'agit pas de s'arrêter à l'utilisation d'antipyrétiques.

Les signes comportementaux et psychiques des démences ont été jusqu'ici peu considérés. Pourtant, ils représentent une des difficultés majeures de la prise en charge des démences. Ce sont les symptômes ayant le plus d'impact pour l'entourage, déterminant le recours au système de soin voir l'institutionnalisation. Ce sont les symptômes sur lesquels les thérapeutiques ne sont pas toujours à la hauteur des espoirs fondés, rendant   les prises en charge difficiles. Mais s'ils posent des problèmes, ils peuvent également aider le médecin dans son diagnostic étiologique. Ces symptômes prennent alors une toute autre place. Une approche étiologique est fondamentale, à la fois pour le praticien, mais pour le patient et son entourage qui peut mettre un nom sur des symptômes parfois mal compris.

La création d'une entité bien distincte, les signes comportementaux et psychologiques des démences, était donc justifiée, car comme nous l'avons vu. On ne peut choisir un traitement adapté qu'en connaissant l'étiologie des dits symptômes. Dans ce cadre, les thérapeutiques ayant fait l'objet d'études contrôlées, randomisées, en double aveugle, sont encore peu nombreuses, et il sera important d'en suivre le développement futur.

119

ANNEXE n° 1 : Etiologies des démences secondaires

- Démences toxiques :
  - Encéphalopathie médicamenteuse
  - Intoxication au monoxyde de carbone et anoxie
  - Démences post-radiques et post-chimiothérapeutiques
  - Démence alcoolique
  - Maladie de Marchiafava-Bignami
- Démences dysmétaboliques :
  - Maladie de Wilson
  - Carence en vitamine B12/folates
  - Leucodystrophie métachromique (sulfatidose)
  - Adrénoleucodystrophie
  - Céroïdo-lipofushinose
  - Autres neurolipidoses
- Démences neurochirurgicales :
  - Processus expansifs de présentation pseudo-démentielle
  - Hydrocéphalie à pression normale
  - Démences secondaires à une pathologie inflammatoire du système nerveux
  - Sclérose en plaque
  - Maladie de Behçet
  - Maladies systémiques inflammatoires
- Démences infectieuses :
  - Paralysie générale syphilitique
  - Maladie de Whipple
  - Démence liée au virus de l'immunodéficience humaine
  - Séquelle d'encéphalite virale (herpétique)
  - Leucoencéphalopathie multifocale progressive
  - Leucoencéphalopathie sclérosante subaiguë progressive de Von Bogaert
  - Maladie à prions :

- Maladie de Creutzfeld-Jacob
- Kuru
- Insomnie fatale familiale
- Maladie de Gerstmann-Sträussler-Scheinker

Il existe un moyen mnémotechnique pour les causes curables à évoquer systématiquement devant une syndrome démentiel : DEMENTIA :

- **D**rogues (anticholinergiques, digitaliques, psychotropes)
- **E**yes/Ears (troubles de l'audition ou de la vue)
- **M**étabolique (dysthyroïdie, insuffisance respiratoire, rénale…, anomalie hydroéléctrolytique)
- **E**motionnel (schizophrénie, dépression)
- **N**utritionnel/Nomal Pressure Hydrocephalus (carence en vit B12, en folate, syndrome de Gayet-Wernicke)
- **T**raumatique/Tumorale (méningiome, hématome sous-dural)
- **I**nflammatoire/Infectieuse (lupus, syphilis)
- **A**lcool

ANNEXE n° 2 : Etiologies des démences primaires

- Démences dégénératives corticales sans troubles moteurs :
  - Maladie d'Alzheimer
  - Dégénérescences lobaires fronto-temporales (démence fronto-temporale ; aphasie primaire progressive ; démence sémantique)
  - Atrophie lobaire
- Démences dégénératives sous-corticales avec troubles moteurs
  - Maladie de Parkinson avec démence
  - Paralysie supranucléaire progressive (ou maladie de Steele-Richardson-Olszewski) (4-R tauopathie)
  - Maladie de Huntington (polyglutaminopathie)
- Démences dégénératives cortico-sous-corticales avec troubles moteurs :
  - Démence à corps de Lewy (synucléinopathie)
  - Dégénérescence cortico-basale
  - Atrophie multisystématisée
- Démences vasculaires :
  - AVC multiples (multi infarct dementia ; lacunes ; hématomes)
  - AVC unique dans une zone fonctionnelle stratégique
  - Leucoencéphalopathies artériolaires (maladie de Binswanger ; CADASIL ; angiopathie amyloïde)
  - Hypoperfusion chronique (exceptionnelle)
  - Démence mixte (maladie d'Alzheimer + AVC)

ANNEXE n° 3 : Critères diagnostiques de la démence selon le DSM-IV

A – Développement de déficits cognitifs multiples, manifestés par, à la fois :

1. un déficit de la mémoire (diminution de la capacité à apprendre des informations nouvelles ou à se rappeler les informations précédemment apprises)

2. une (ou plusieurs) des perturbations cognitives suivantes :
   - aphasie (perturbation du langage)
   - apraxie (diminution de la capacité à réaliser une activité motrice malgré des fonctions motrices intactes)
   - agnosie (incapacité de reconnaître ou d'identifier des objets malgré des fonctions sensorielles intactes)
   - perturbations des fonctions exécutives (planifier ou faire des projets, organiser, séquencer ou ordonner dans le temps, avoir une pensée abstraite)

B – Les déficits cognitifs des critères A1 et A2 sont tous les deux à l'origine d'une altération significative du fonctionnement social ou professionnel et représentent un déclin significatif par rapport au niveau de fonctionnement antérieur.

C – Les déficits cognitifs des critères A1 et A2 ne sont pas dus à une des causes suivantes :

1. autres affections du système nerveux central qui peuvent entraîner un déficit de la mémoire ou du fonctionnement cognitif (p. ex. : maladie cérébrovasculaire, maladie de Parkinson, maladie de Huntington, hématome sous-dural, hydrocéphalie à pression normale, tumeur cérébrale) ;

2. affections générales pouvant entraîner une démence (p. ex. hypothyroïdie, carence en vitamine B12 ou en folates, pellagre, hypercalcémie, neurosyphillis, infection par le VIH) ;

3. affections induites par une prise de substance.

D – Les déficits ne surviennent pas de façon exclusive au cours de l'évolution d'un delirium.

E – La perturbation n'est pas expliquée par un trouble dépressif majeur ou une schizophrénie.

ANNEXE n° 4 : Critères NINCDS-ADRDA de maladie d'Alzheimer

Maladie d'Alzheimer probable.
- Démence avérée sur la foi d'un MMS<24 ou IMC>8
- Atteinte d'au moins un autre secteur cognitif : aphasie, apraxie, agnosie
- Détérioration progressive de la mémoire et des autres fonctions cognitives
- Absence de trouble de la conscience et d'autres pathologies potentiellement causales
- Début après l'âge de 50 ans

Arguments additionnels importants :
- Perturbations des activités de la vie quotidienne ou troubles du comportement
- Histoire familiale, a fortiori si elle est confirmée neuropathologiquement
- PL normale et EEG normal ou anomalies non spécifiques (ondes lentes)
- Atrophie à la tomodensitométrie cérébrale, avec progression sur plusieurs examens successifs.

Atypies cliniques acceptables après exclusion d'autres causes de démence :
- Paliers dans le cours de la maladie
- Présence de dépression, hallucinations, idées délirantes, amaigrissement, incontinence, bouffée d'angoisse ou d'agitation, troubles sexuels, insomnies
- Anomalies neurologiques d'apparition tardive : hypertonie, myoclonies, troubles de la statique, crises d'épilepsie
- Tomodensitométrie considérée comme « normale pour l'âge »

Atypies cliniques rendant le diagnostic de maladie d'Alzheimer probable incertain :

- Début brutal
- Signes neurologiques survenant dans le cours de la maladie : hémiparésie, déficit sensitif, déficit du champ visuel, incoordination
- Crises d'épilepsie ou troubles de la statique de survenue précoce

Maladie d'Alzheimer possible.

- Syndrome atypique par : son mode de début, son évolution, sa présentation clinique mais en l'absence d'autres causes de démence
- En cas de pathologie associée, cérébrale ou générale, qui pourrait entraîner une démence mais, dans le cas particulier, n'est pas considérée comme causale
- Déficit cognitif sévère, isolé, graduellement progressif (dans un cadre de recherche)

ANNEXE n° 5 : Critères de Lünd et Manchester de la démence fronto-temporale.

(Brun, A., *et al.*, *Clinical, neuropsychological and neuropathological criteria for frontotemporal dementia. J. Neurol. Neurosurg. Psychiatr.*, 1994. **57**: p. 416-418)

Troubles du comportement
- Début insidieux et évolution progressive
- Négligence précoce des soins corporels
- Perte précoce des convenances sociales
- Désinhibition (euphorie, hypersexualité, violences, déambulations)
- Rigidité mentale
- Hyperoralité
- Stéréotypies et persévérations (vagabondage, tics, conduites rituelles)
- Comportement d'utilisation
- Distractibilité, impulsivité
- Anosognosie précoce

Préservation de l'orientation spatiale et des praxies

Troubles du langage
- Réduction du volume verbal
- Stéréotypies
- Echolalie et persévérations
- Mutisme (tardif)

Troubles affectifs
- Dépression et anxiété, sentimentalité excessive, idées fixes, idées suicidaires, idées fausse, précoces et éphémères
- Indifférence émotive, manque d'empathie

- Préoccupations hypochondriaques
- Apathie
- Amimie

En faveur du diagnostic
- Début avant l'âge de 65 ans
- Antécédents familiaux
- Paralysie bulbaire, atteinte du motoneurone (paralysie labio-glosso-pharyngée, paralysie avec amyotrophies et fasciculations)

Examens paracliniques
- EEG normal
- Déficit massif dans les épreuves frontales
- Anomalie de l'imagerie cérébrale (morphologique et/ou fonctionnelle)

ANNEXE n° 6 : Score ischémique de Hachinski

- Début brutal————————————————————————————2
- Progression par étapes————————————————————1
- Evolution fluctuante————————————————————————2
- Confusion nocturne————————————————————————1
- Préservation relative de la personnalité—————————————1
- Dépression—————————————————————————————1
- Plaintes somatiques————————————————————————1
- Incontinence émotionnelle—————————————————————1
- Antécédents d'hypertension————————————————————1
- Antécédents d'AVC—————————————————————————2
- Athérosclérose—————————————————————————————1
- Symptômes neurologiques focaux——————————————————2
- Signes neurologiques focaux————————————————————2

Un score inférieur ou égal à 4 signe une maladie d'Alzheimer, un score de 5 ou 6 une démence mixte, et un score supérieur ou égal à 7 une démence vasculaire.

ANNEXE n° 7 : Critères diagnostiques de la maladie à corps de Lewy diffus, probable ou possible

Les faits essentiels, requis pour envisager un diagnostic de maladie à corps de Lewy sont :

- Un déclin cognitif progressif d'une sévérité suffisante pour retentir sur la vie sociale ou professionnelle
- Des troubles de la mémoire persistants ou au premier plan peuvent manquer au début de la maladie mais sont habituellement évidents au cours de l'évolution
- Les perturbations neuropsychologiques prédominantes sont des troubles de l'attention, des troubles exprimant un déficit des circuits fronto-sous-corticaux et des capacités visuospatiales.

Des manifestations suivantes, deux sont nécessaires au diagnostic de maladie à corps de Lewy probable et une seule est nécessaire au diagnostic de démence à corps de Lewy possible :

- Fonctions cognitives fluctuantes avec variations prononcées de l'attention et de la vigilance.
- Hallucinations visuelles récurrentes et élaborées
- Syndrome parkinsonien spontané

Manifestations contribuant au diagnostic :

- Chutes répétées/Syncopes/Pertes transitoires de conscience/Sensibilité aux neuroleptiques/Délire systématisé/Hallucinations intéressant d'autres modalités sensorielles.

Le diagnostic de DCL est moins probable en présence :

- D'un ictus évident cliniquement ou en imagerie.
- D'une maladie physique ou de toute autre perturbation cérébrale suffisante pour rendre compte du tableau clinique

ANNEXE n° 8 : Synthèse des études sur les traitements pharmacologiques des SCPD

Démence d'Alzheimer

	ISRS	IMAO	Traz	NLP	AP	TR	IChE	AG
- Dépression	+eda	+eda	+eo	0	+eda	0	+eda	0
- Psychose	+eda	0	0	+eda	+eda	0	+eda	+eda
- Anxiété	+eda	0	0	0	+eda	+eo	+eda	0
- Irritabilité	+eda	0	+eo	0	0	0	0	0
- Agitation	0	0	+eo	+eda	+eda	+eda	+eda	0
- Apathie	0	+cc	+cc	0	0	0	+eda	0

Démences vasculaires

	ISRS	IMAO	Traz	NLP	AP	TR	IChE	AG
- Dépression	0	0	0	0	0	0	+eda	0
- Psychose	0	0	0	0	+eda	0	+eda	0
- Anxiété	0	0	0	0	0	0	+eda	0
- Irritabilité	0	0	0	0	0	0	0	0
- Agitation	0	0	0	0	+eda	0	+eda	0
- Apathie	0	0	0	0	0	0	+eda	0

Démence à corps de Lewy

	ISRS	IMAO	Traz	NLP	AP	TR	IChE	AG
- Dépression	+cc	0	0	x	0	0	-eda	0
- Psychose	0	0	0	x	+eo	0	+eda	0
- Anxiété	0	0	0	x	0	0	+eda	0
- Irritabilité	0	0	0	x	0	0	0	0
- Agitation	0	0	0	x	0	0	+eda	0
- Apathie	0	0	0	x	0	0	+eda	0

Démence fronto-temporale

	ISRS	IMAO	Traz	NLP	AP	TR	IChE	AG
- Dépression	+/-eo	0	0	0	0	0	x	x
- Psychose	0	0	0	0	0	0	x	x
- Anxiété	0	0	0	0	0	0	x	x
- Irritabilité	+cc	0	0	0	0	0	x	x
- Agitation	0	0	+eda	0	0	+cc	x	x
- Apathie	0	0	0	0	0	0	x	x
- Désihnibition	+cc	0	0	0	0	0	x	x
- Gloutonnerie	+cc	0	0	0	0	0	x	x

ISRS : Inhibiteurs de la Recapture de la Sérotonine

NLP : Neuroleptiques / AP : Antipsychotiques

TR : Thymorégulateurs

IChE : Inhibiteurs de la cholinestérase / AG : Antiglutamatergiques

eda : étude double aveugle

eo : étude ouverte

cc : cas cliniques

x : contre-indiqué

0 : absence de données

+ : molécule indiquée

REFERENCES BIBLIOGRAPHIQUES

1. TUETH M J
   Dementia : diagnosis and emergency behavioral complications.
   J Emerg Med 1995 ; 13 (4) : 519-525

2. RITCHIE K, LOVESTONE S
   The dementias.
   Lancet 2002 ; 360 (9347) : 1759-1766

3. MC KEITH I, MINTZER J, AARSLAND D, BURN D, CHIU H, COHEN-
   MANSFIELD J, *et al.*
   Dementia with Lewy bodies.
   Lancet Neurol 2004 ; 3 (1) : 19-28

4. SARAZIN M, DUBOIS B
   Démarche et circonstances diagnostiques dans la maladie d'Alzheimer.
   Rev Prat 2005 ; 55 (17) : 1879-1890

5. TOMASZEWSKI FARIAS S, JAGUST W J
   Neuroimaging in non-Alzheimer dementias.
   Clin Neurosci Res 2004 ; 3 (6) : 383-395

6. GIL R
   Neuropsychologie. 4e éd.
   Paris : Masson, 2006.

7. GALASKO D
   Biomarkers in non-Alzheimer dementias.
   Clin Neurosci Res 2004 ; 3 (6) : 375-381

8. ENGELBORGHS S, DERMAUT B, GOEMAN J, SAERENS J, MARIEN P,
   PICKUT BA, *et al.*
   Prospective Belgian study of neurodegenerative and vascular dementia: APOE
   genotype effects.
   J Neurol Neurosurg Psychiatry 2003 ; 74 (8) : 1148-1151

9. MELDER JF, HENRY-FEUGEAS MC, OPPENHEIM C, NAGGARA O,
   FREDDY D

Démences : place de l'imagerie.

J Radiol 2003 ; 84 (11 Pt 2) : 1819-1828

10. ERKINJUNTTI T, ROMAN G, GAUTHIER S

Treatment of vascular dementia--evidence from clinical trials with cholinesterase inhibitors.

J Neurol Sci ; 2004 ; 226 (1-2) : 63-66

11. RANJEVA JP, AUDOIN B, PELLETIER J, CONFAVREUX C

Apport de la résonance magnétique nucléaire dans la sclérose en plaque.

Rev Prat 2006 ; 56 (12) : 1326-1335

12. TEAKTONG T, PIGGOTT MA, MC KEITH IG, PERRY RH, BALLARD CG, PERRY EK

Muscarinic M2 and M4 receptors in anterior cingulate cortex: relation to neuropsychiatric symptoms in dementia with Lewy bodies.

Behav Brain Res 2005 ; 161 (2) : 299-305

13. COURT J A, BALLARD CG, PIGGOTT MA, JOHNSON M, O'BRIEN JT, HOLMES C, et al.

Visual hallucinations are associated with lower [alpha]bungarotoxin binding in dementia with Lewy bodies.

Pharmacol Biochem Behav 2001 ; 70 (4) : 571-579

14. LEVY R

L'évaluation neuropsychologique : un outil clinique utile pour le diagnostic des maladie neurodégénératives.

Rev Neurol 2000 ; 156 (4) : 415-426

15. MARTIN JA, CRAFT DK, KIM RC, COTMAN CW

Astrocytes degenerate in frontotemporal dementia: possible relation to hypoperfusion.

Neurobiol Aging 2001 ; 22 (2) : 195-207

16. VERCELLETTO M, LACOMBLEZ L, RENOU P

Instruments de mesure et échelles d'évaluation utilisés dans la démence fronto-temporale.

Rev Neurol 2006 ; 162 (2) : 244-252

17. ARVANITAKIS Z, TOUNSI H, BILLON B, DUBOIS B

Les démences fronto-temporales : approche clinique.

Rev Neurol 1999 ; 155 (2) : 113-119

18. HY F, MEDJAHED S, PARIEL-MADJLESSI, BELMIN J

Les démences fronto-temporales : un diagnostic à bien connaître en gériatrie.

Rev Gériatr 2001 ; 26 (8) : 641-654

19. SJOGREN M, ANDERSEN C

Frontotemporal dementia--A brief review.

Mech Ageing Dev 2006 ; 127 (2) : 180-187

20. VINTERS HV, KLEMENT IA, SUNG SH, FARAG ES

Pathologic issues and new methodologies in the evaluation of non-Alzheimer dementias.

Clin Neurosci Res 2004 ; 3 (6) : 413-426

21. ENGELBORGHS S, MAERTENS K, VLOEBERGHS E, AERTS T, SOMERS N, MARIEN P, *et al.*

Neuropsychological and behavioural correlates of CSF biomarkers in dementia. Neurochem Int 2006 ; 48 (4) : 286-295

22. BERR C, WANCATA J, RITCHIE K

Prevalence of dementia in the elderly in Europe.

Eur Neuropsychopharmacol 2005 ; 15 (4) : 463-471

23. SONKUSARE S K, KAUL C L, RAMARAO P

Dementia of Alzheimer's disease and other neurodegenerative disorders-- memantine, a new hope.

Pharmacol Res 2005 ; 51 (1) : 1-17

24. FRENCHMAN I B, CAPO C, KASS H

Effect of treatment with divalproex sodium and lorazepam in residents of long-term-care facilities with dementia-related anxiety or agitation: retrospective chart review.

Curr Ther Res 2000 ; 61 (9) : 621-629

25. BENOIT M, BROCKER P, CLEMENT JP, CNOCKAERT X, HINAULT P, NOURASHEMI F, *et al.*

    Les symptômes psychologiques et comportementaux de la démence : description et prise charge.

    Rev Neurol 2005 ; 161 (3) : 357-366

26. TAKAHASHI H, YOSHIDA K, SUGITA T, HIGUCHI H, SHIMIZU T

    Quetiapine treatment of psychotic symptoms and aggressive behavior in patients with dementia with Lewy bodies : a case series.

    Prog Neuropsychopharmacol Biol Psychiatry 2003 ; 27 (3) : 549-553.

27. NAGGARA O, MOULAHI H, RAYNAL M, RODRIGO S, MELDER JF

    Imagerie des démences.

    Feuill Radiol 2005 ; 45 (4) : 293-296

28. BRUNEL H, MICHEL BF, PASQUIER J, GASTAUT JL

    Intérêt de la tomographie d'émission monophotonique dans l'identification de sous-types de démences fronto-temporales.

    J Neuroradiol 2003 ; 30 (1) : 37-45

29. ARSLAND D, BALLARD C

    Psychiatric issues in non-Alzheimer dementias.

    Clin Neurosci Res 2004 ; 3 (6) : 397-412

30. LEBERT F, ROBERT P, RIGAUD AS

    Prise en charge des troubles du comportement dans les démences.

    Rev Neurol 2000 ; 156 (8-9) : 767-772

31. BENOIT M, STACCINI P, BROCKER P, BENHAMIDAT T, BERTOGLIATI C, LECHOWSKI L *et al.*

    Symptômes comportementaux et psychologiques dans la maladie d' Alzheimer : résultats de l'étude REAL.FR.

    Rev Med Interne 2003 ; 24 (Suppl 3) : 319s-324s

32. ROBERT PH, VERHEY FR, BYRNE EJ, HURT C, DE DEYN PP, NOBILI F, *et al.*

Grouping for behavioral and psychological symptoms in dementia: clinical and biological aspects.

Eur Psychiatry 2005 ; 20 (7) : 490-496

33. CORNALI C, FRANZONI S, RIELLO R, GHIANDA D, FRISONI GB, TRABUCCHI M

Effect of high climate temperature on the behavioral and psychological symptoms of dementia.

J Am Med Dir Assoc 2004 ; 5 (3) : 161-166

34. SRIKANTH S, NAGARAJA AV, RATNAVALLI E

Neuropsychiatric symptoms in dementia-frequency, relationship to dementia severity and comparison in Alzheimer's disease, vascular dementia and frontotemporal dementia.

J Neurol Sci 2005 ; 236 (1-2) : 43-48

35. ARBUS C, ANDRIEU S, AMOUYAL-BARKATE K, NOURHASHEEMI F, SCHMITT L, VELLAS, B

Symptômes dépressifs dans la maladie d' Alzheimer : résultats préliminaires de l'etude REAL.FR.

Rev Med Interne 2003 ; 24 (Suppl 3) : 325s-332s

36. KNOPMAN DS

The initial recognition and diagnosis of dementia.

Am J Med, 1998 ; 104 (4A) : 2S-12S

37. PASQUIER F, LEBERT F, LAVENU I, PETIT H

Diagnostic clinique des démences fronto-temporales.

Rev Neurol 1998 ; 154 (3) : 217-226

38. ENGELBORGHS S, MAERTENS K, NAGELS G, VLOEBERGHS E, MARIEN P, SYMONS A, et al.

Neuropsychiatric symptoms of dementia: cross-sectional analysis from a prospective, longitudinal Belgian study.

Int J Geriatr Psychiatry 2005 ; 20 (11) : 1028-1037

39. BERNARDI L, MALETTA RG, TOMAINO C, SMIRNE N, DI NATALE M, PERRI M, *et al*.

The effects of APOE and tau gene variability on risk of frontotemporal dementia.

Neurobiol Aging 2006 ; 27 (5) : 702-709

40. LEBERT F, LE RHUN E

Prise en charge thérapeutique de la démence à corps de Lewy.

Rev Neurol 2006 ; 162 (1) : 131-136

41. LACOMBLEZ L, PIQUARD A, VERCELLETTO M

Evaluation cognitive et comportementale.

Rev Neurol 2006 ; 162 (Hors série 2) : 4S145-4S150

42. LEBERT F, BLANQUART G

Troubles du comportement chez un dément.

Encycl Méd Chir, Traité de médecine Akos, Gériatrie, 3-1093, 2004

43. NAGELS G, ENGELBORGHS S, VLOEBERGHS E, VAN DAM D, PICKUT BA, DE DEYN PP

Actigraphic measurement of agitated behaviour in dementia.

Int J Geriatr Psychiatry 2006 ; 21 (4) : 388-393

44. DE DEYN PP, ENGELBORGHS S, SAERENS J, GOEMAN J, MARIEN P, MERTENS K, *et al*.

The Middelheim Frontality Score: a behavioural assessment scale that discriminates frontotemporal dementia from Alzheimer's disease.

Int J Geriatr Psychiatry 2005 ; 20 (1) : 70-79

45. KURZ A, LILIENFELD S, BRASHEAR HR

Galantamine delays the onset of behavioral disturbances over 1 year in vascular dementia and Alzheimer's disease with cerebrovascular disease.

Eur Neuropsychopharmacol 2002 ; 12 (Suppl 3) : 380-381

46. JOHNSON JK, LIPTON A, ALLISON S, MARTIN-COOK K, MERRILEES J, MILLER BL, *et al*

Behavioral disturbance in frontotemporal dementia and frontal variant Alzheimer disease.

Neurobiol Aging 2004 ; 25 (Suppl 2) : 87-88

47. AUGUSTE N, FEDERICO D, DOSEY JM, SAGNE A, THOMAS-ANTENION G, ROUCH I, *et al*

Particularités sémiologiques des symptômes comportementaux et psychologiques de la démence en fonction de la personnalité antérieure, de l'environnement familial et de la sévérité de la démence.

Psychol Neuropsychiatr Vieil 2006 ; 4 (3) : 227-235

48. GALLARDA T, OLIE J-P

Les thérapeutiques biologiques des signes et symptômes comportementaux et psychologiques de la démence : mise au point et perspectives.

Encéphale 2000 ; 26 (3) : 72-80

49. ENGELBORGHS S, VLOEBERGHS E, MAERTENS K, MARIEN P, SOMERS N, SYMONS A, *et al.*

Correlations between cognitive, behavioural and psychological findings and levels of vitamin B12 and folate in patients with dementia.

Int J Geriatr Psychiatry 2004 ; 19 (4) : 365-370

50. ENGELBORGHS S, DERMAUT B, MARIEN P, SYMONS A, VLOEBERGHS E, MAERTENS K, *et al.*

Dose dependent effect of APOE epsilon4 on behavioral symptoms in frontal lobe dementia.

Neurobiol Aging 2006 ; 27 (2) : 285-292

51. OQUENDO MA, MANN JJ

Neuroimaging findings in major depression, suicidal behavior and aggression.

Clin Neurosci Res 2001 ; 1 (5) : 377-380

52. RIGAUD AS, BAYLE C, LATOUR F, LENOIR H, SEUX ML, HANON O, *et al*.

Troubles psychiques des personnes âgées.

Encycl Méd Chir, Psychiatrie, 37-540-A-10, 2005 : 259-281

53. CARVALHO WD, COHEN D
Etats dépressifs chez l'adulte
In : OLIE JP, POIRIER MF, LOO H
Les maladies dépressives. 2ᵉ éd.
Paris : Médecine-sciences Flammarion, 2003. p. 3-19

54. STAHL SM
Psychopharmacologie essentielle.
Paris : Flammarion, médecine-sciences, 2002

55. KRSTESKA R, FILOVSKA V, JAKOVCEVSKA-KUJUNDZISKA M
Carbamazepine for the treatment of behavioral disturbances of dementia.
Eur Neuropsychopharmacol 2003 ; 13 (Suppl 4) : S432-S433

56. PERINI M, CARNICELLI A, BOLLINI F
Use of valproate in treatment of behavioural and psychological disturbances of dementia.
Degenerative and neurological disorders 2000 ; (Suppl 2) : S565-S566

57. KASCKOW JW, MCELROY SL, CAMERON RL, MAHLER LL, FUDALA SJ, *et al.*
A pilot study on the use of divalproex sodium in the treatment of behavioral agitation in elderly patients with dementia: assessment with the behave-ad and CGI rating scales.
Curr Therap Res 1997 ; 58 (12) : 981-989

58. LEBERT F, PASQUIER F
Traitement médical des manifestations psychiatriques et comportementales de la maladie d'Alzheimer.
Rev Neurol 2003 ; 159 (8-9) : 825-830

59. BALLESTEROS J, MARTIN M, LOPEZ DE ARGUMEDO M, GARCIA C, BLANCO FJ, DE BLAS J, *et al.*
The use of typical and atypical neuroleptics for controlling behavioral disturbances in dementia: A retrospective study.
Eur Neuropsychopharmacol 2001 ; 11 (Suppl 3) : 324-325

141

60   KASCKOW JW, MULCHAHEY J, MOHAMED S
The use of novel antipsychotics in the older patient with neurodegenerative disorders in long term care setting.
J Am Med Dir Assoc 2004 ; 5 (4) : 242-248

61.   GIAQUINTO S, PARNETTI L
Early detection of dementia in clinical practice.
Mech Ageing Dev 2006 ; 127 (2) : 123-128

62.   RAMPELLO L, CERASA S, ALVANO A, BUTTA V, RAFFAELE R, VACCHIO I, et al.
Dementia with Lewy bodies: a review.
Arch Gerontol Geriatr 2004 ; 39 (1) : 1-14

63.   HOULIHAN DJ, MULSANT BH, SWEET RA, HIND RIFA, PASTERNAK R, ROSEN J, et al
A naturalistic study of trazodone in the treatment of behavioral complications of dementia.
Am J Geriatr Psychiatry 1994 ; 2 : 78-85

64   ONOR L
Efficacy of quetiapine in the treatment of behavioral symptoms in dementia.
Europ Psychiatry 2002 ; 17 (Suppl 1) : 131-132

65.   MAURI M, MANCIOLI A, REBECCHI V, CORBETTA S, COLOMBO C, BONO G
Amisulpride in the treatment of behavioural disturbances among patients with moderate to severe Alzheimer's disease.
Acta Neurol Scand 2006 ; 114 (2) : 97-101

66.   DE DEYN PP, CARRASCO MM, DEBERDT W, JEANDEL C, HAY DP, FELDMAN PD, et al
Olanzapine versus placebo in the treatment of psychosis with or without associated behavioral disturbances in patients with Alzheimer's dementia.
Eur Neuropsychopharmacol 2003 ; 13 (Suppl 4) : S345-S346

67. GIACOBINI E

Cholinesterase inhibitors : new roles and therapeutic alternatives.

Pharmacol Res 2004 ; 50 (4) : 433-440

68. RIGAUD AS

Prise en charge therapeutique de la démence.

Encycl Méd Chir, Traité de Medecine Akos, Gériatrie, 3-1098, 2005

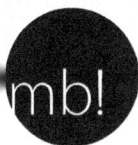

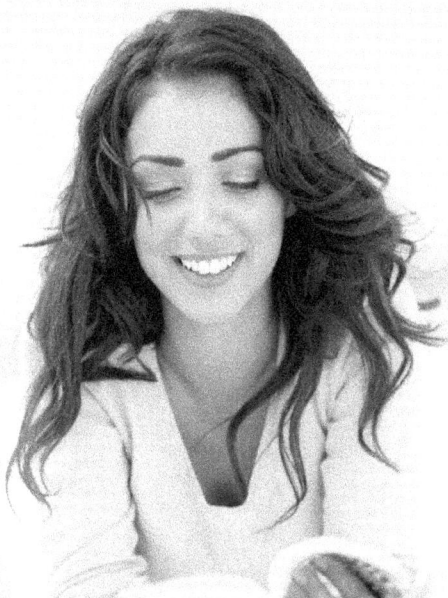

www.ingramcontent.com/pod-product-compliance
Lightning Source LLC
Chambersburg PA
CBHW021103210326
41598CB00016B/1306